受験生の皆さんへ

　過去の問題に取り組む目的は、(1)出題傾向(2)出題方式(3)難易度(4)合格点を知り、これからの受験勉強に役立てることにあります。出題傾向などがつかめれば目的は達成したことになりますが、それを一歩深く進めるのが、受験対策の極意です。

　せっかく志望校の出題と取り組むのですから、本番に即した受験対策の場に活用すべきです。では、どうするのか。

　第一は、実際の入試と同じ制限時間を設定して問題に取り組むこと。試験時間が六十分なら六十分以内で挑戦し、時間配分を感覚的に身に付ける訓練です。

　二番目は、きっちりとした正答チェック。正解出来なかった問題は、正解できるまで、徹底的に攻略する心構えが必要です。間違えた場合は、単なるケアレスミスなのか、知識不足が原因のミスなのか、考え方が根本的に間違えていたためのミスなのか、きちんと確認して、必ず正解が書けるようにしておく。

　正答が手元にある過去問題にチャレンジしながら、正解できなかった問題をほったらかしにする受験生もいます。そのような受験生に限って、他の問題集をやっても、間違いを放置したまま、次の問題、次の問題と単に消化することだけに走っているのではないかと思います。過去問題であれ問題集であれ、間違えた問題は、正解できるまで必ず何度も何度も繰り返しチャレンジする。これが必勝の受験勉強法なことをお忘れなく。

入試問題検討委員会

【本書の内容】

1. 本書は過去6年間の薬学部の学校推薦型選抜公募制推薦入試の問題と解答を収録しています。

2. 英語・化学の問題と解答を収録しています。尚、大学当局より非公表の問題は掲載していません。（平成31年度以降の問題には試験時間を掲載）

3. 現在受験生を指導している、すぐれた現場の先生方による解答解説を掲載しています。

4. 本書は問題の微細な誤りをなくすため、実物の入試問題を大学より提供を受け、そのまま画像化して印刷しています。

5. 解答後の記録、分析のためにチェックシートを掲載しています。 実力分析、課題発見等にご活用ください。（目次の後に掲載しています。コピーをしてご活用ください。）

　尚、本書発行にご協力いただきました先生方に、この場を借り、感謝申し上げる次第です。

目 次

_____年度　　　　　大学　　　　学部　　　科目_____

月　　日実施

【問題No.　】	目標	実際	〈評価と気付き〉
時間	分	分	
得点率	%	%	

【問題No.　】	目標	実際	〈評価と気付き〉
時間	分	分	
得点率	%	%	

【問題No.　】	目標	実際	〈評価と気付き〉
時間	分	分	
得点率	%	%	

【問題No.　】	目標	実際	〈評価と気付き〉
時間	分	分	
得点率	%	%	

【問題No.　】	目標	実際	〈評価と気付き〉
時間	分	分	
得点率	%	%	

【問題No.　】	目標	実際	〈評価と気付き〉
時間	分	分	
得点率	%	%	

【問題No.　】	目標	実際	〈評価と気付き〉
時間	分	分	
得点率	%	%	

【問題No.　】	目標	実際	〈評価と気付き〉
時間	分	分	
得点率	%	%	

【問題No.　】	目標	実際	〈評価と気付き〉
時間	分	分	
得点率	%	%	

【Total】	目標	実際	《総合評価》　（解答の手順・時間配分、ケアレスミスの有無、得点の獲得状況等）
時間	分	分	
得点率	%	%	

【得点アップのための対策】　　　　　　　　　　　　　　　　　　実行完了日

・　　　　　　　　　　　　　　　　　　　　　　　　　　　　　　　　　　／

・　　　　　　　　　　　　　　　　　　　　　　　　　　　　　　　　　　／

・　　　　　　　　　　　　　　　　　　　　　　　　　　　　　　　　　　／

・　　　　　　　　　　　　　　　　　　　　　　　　　　　　　　　　　　／

《チェックシート》　※解答後の分析にご活用ください

令和4年度

問 題 と 解 答

英　語

問題
(50分)

4年度

【Ⅰ】次の英文を読み、問 1～9 に答えよ。なお、[1]～[7] はパラグラフ（段落）の番号を表している。

[1]　A number of studies show that the more we sit, the higher our risk of developing dozens of chronic conditions, from cancer and diabetes to *cardiovascular and liver diseases. For older adults, every hour spent sitting is linked to a 50 percent greater risk of becoming disabled. But no one is spared. Too much sitting is bad for everyone.

[2]　Jaume Padilla, an assistant professor of nutrition and exercise physiology at the University of Missouri School of Medicine, led a study aimed at evaluating the harm of too much sitting and <u>coming up with</u> a remedy.

[3]　"It's easy for all of us to be consumed by work and forget about time, subjecting ourselves to prolonged periods of inactivity," Padilla said. "However, our study found that when you sit for six straight hours, or the majority of an eight-hour work day, blood flow to your legs is greatly reduced. We were surprised by the remarkable harmful effects of just six hours of sitting on vascular function."

[4]　Eleven healthy young men <u>participated in</u> the study. The researchers compared their vascular function before and after a period of prolonged sitting. After sitting for six hours, the blood flow in an artery in the participants' lower legs was greatly reduced. The researchers then had the participants take a short walk, and found that 10 minutes of walking could restore the impaired vascular function and improve blood flow.

[5] Padilla said that over time, too much sitting could lead to cardiovascular disease. In extreme cases, prolonged sitting can lead to deep vein thrombosis, a serious condition that can <u>result in</u> sudden death.

[6]　Padilla said the researchers also looked at ways to improve people's health at work, where many people sit for long periods of time. Standing desks and treadmill desks are becoming popular in the workplace. But Padilla says the real solution is surprisingly as simple as getting up and walking. "What we found is that 10 minutes of walking at the normal pace, which is equivalent to about 1,000 steps, was sufficient to reverse vascular dysfunction associated with sitting."

[7]　One company in Missouri started walk breaks and found [(　　) (　1　) not (　　) (　2　) (　　)], it also helped business. Diamond Scott, an employee, said the walk breaks improved employee morale. "It's a way for us to spend time together outside of the workplace, and when you're healthier, you're happier," she said. Switching to standing desks, adjustable workstations or even treadmill desks can help. But Padilla found the key is to get up and walk.

*[注] cardiovascular: 心臓血管の

問1　パラグラフ[1]の内容と合致する英文を①〜④から一つ選び、その番号をマークせよ。　1

　　① Too much sitting is harmful to health.

　　② Sitting too much causes trouble to only older adults.

　　③ 50 percent of chronic diseases are caused by sitting too much.

　　④ No one cares about the risk of too much sitting.

問2　パラグラフ[2]の下線部 coming up with に最も意味が近いものを①〜④から一つ選び、その番号をマークせよ。　2

　　① admitting

　　② receiving

　　③ finding

　　④ refusing

問3　パラグラフ[3]の内容と合致するように次の英文を完成させる時、空欄に入るものを①〜④から一つ選び、その番号をマークせよ。　3

Sitting too much leads to (　　　　).

　　① injury to a leg bone

　　② increased brain function

　　③ reduction of break time

　　④ decreased blood circulation

問 4　パラグラフ[4]の下線部 <u>participated in</u> に最も意味が近いものを①～④から一つ選び、その番号をマークせよ。　4

① made use of

② ran out of

③ kept up with

④ took part in

問 5　パラグラフ [4] の内容と合致する英文を①～④から一つ選び、その番号をマークせよ。 5

① Both the healthy and the sick were the participants in the study.

② The participants walked for six hours after sitting.

③ The participants sat for six hours.

④ The researchers compared vascular function of the young and the old.

問 6　パラグラフ[5]の下線部 <u>result in</u> に最も意味が近いものを①～④から一つ選び、その番号をマークせよ。　6

① cause

② follow

③ stop

④ prevent

問 7　パラグラフ[6]の内容と合致するように次の英文を完成させる時、空欄に入るものを①～④から一つ選び、その番号をマークせよ。 7

According to Padilla, the real solution for people's health at work is/are
(　　　).

① standing desks and treadmill desks

② getting up early in the morning and walking.

③ standing up and walking

④ taking care of vascular function

問8 パラグラフ [7] の [ ] の部分が前後の文脈と意味のつながる英文になるように、以下の①〜⑤の語を並べかえた場合、次の空欄(1) と空欄(2)に入れるのに最も適当な語はそれぞれ何か。①〜⑤から一つずつ選び、その番号をマークせよ。

One company in Missouri started walk breaks and found [(　　) (1) not (　　) (2) (　　)], it also helped business.

[① it ② only ③ that ④ employees ⑤ helped]

(1) 空欄(1) 8

(2) 空欄(2) 9

問9 パラグラフ[7]を読み、次の英文の質問への答えとして最も適当なものを①〜④から一つ選び、その番号をマークせよ。 10

According to Diamond Scott, what raises employees' spirits?
① Playing sports outside
② Forgetting about work
③ Breaking for coffee
④ Taking a rest for walking

【Ⅱ】 次の問 1〜5 中の空欄(11)〜(15)に入れるのに最も適当なもの
を①〜④の中から一つ選び、その番号をマークせよ。

問 1　Her family was well (11) because both of her parents were working
at good companies and earned good salaries.
① down　② in　③ off　④ over

問 2　The guideline was updated to take (12) of new requirements.
① account　② note　③ heart　④ hold

問 3　It's about time we (13) the meeting to a close.
① be brought　② brought　③ have brought　④ will bring

問 4　That part of Sendai City is a place (14) attracts university students
with its shops and restaurants.
① what　② when　③ where　④ which

問 5　I am really looking forward (15) you again soon.
① to see　② to seeing　③ seeing　④ for seeing

【Ⅲ】次の問 1〜3 において、文 A)と文 B)の空欄には同じ動詞が入る。その動詞として最も適当なものを[　]内の①〜⑤の中から一つずつ選び、その番号をマークせよ。

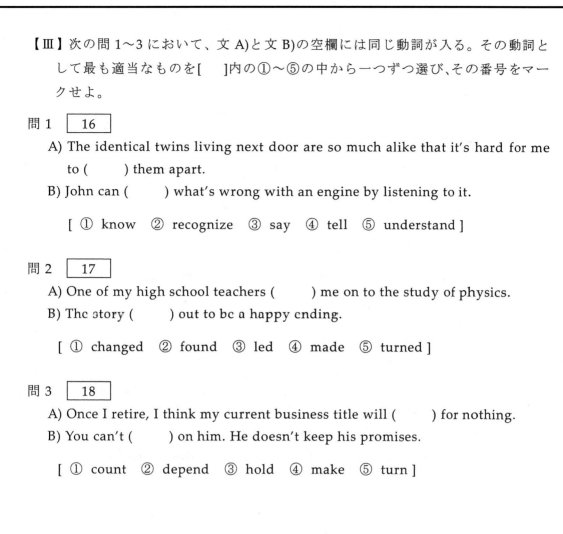

問 1　│　16　│

A) The identical twins living next door are so much alike that it's hard for me to (　　) them apart.

B) John can (　　) what's wrong with an engine by listening to it.

[① know　② recognize　③ say　④ tell　⑤ understand]

問 2　│　17　│

A) One of my high school teachers (　　) me on to the study of physics.

B) The story (　　) out to be a happy ending.

[① changed　② found　③ led　④ made　⑤ turned]

問 3　│　18　│

A) Once I retire, I think my current business title will (　　) for nothing.

B) You can't (　　) on him. He doesn't keep his promises.

[① count　② depend　③ hold　④ make　⑤ turn]

【Ⅳ】次の問1～3への答えとして最も適当なものを、下の枠内にある選択肢①～
　　④の中から一つずつ選び、その番号をマークせよ。なお、該当しない選択肢も
　　一つ含まれている。

問1　"What do you think of our new English teacher?"
　　☐19

問2　"What does your business look like?"
　　☐20

問3　"How many guests are you planning to invite to the party?"
　　☐21

---

① "Well, he is difficult to follow. I often can't make out what he is talking
　　about."
② "I am in good shape. I feel good physically and mentally."
③ "Not in good shape. The sales have decreased by 50 percent due to the
　　recession."
④ "Let me draw up a list of people who I think might be coming."

【V】次の問 1～5 において、①～⑤の語を並べかえて空所を補い、最も適当な会話文を完成させよ。解答は、　22 　～　31 　に入れるものの番号のみを答えよ。なお、選択肢①～⑤は文頭に来る場合も小文字で表されている。

問 1

Mary:　What does PDCA mean?

Bob:　'PDCA'? Why (　　) (　22　) (　　) (　23　) (　　) in the dictionary?

　　　[① it　② look　③ up　④ you　⑤ don't]

問 2

Brent:　Something's wrong with the TV remote control.

Sean:　Let's see... (　　) (　24　) (　　) (　25　) (　　).

　　　[① stopped　② have　③ battery　④ must　⑤ the]

問 3

JoAnn:　May I borrow your French textbook tomorrow?

Alice:　I can lend it to you for a short time. I need to use it for school next Tuesday.

JoAnn:　(　　) (　26　) (　　) (　27　) (　　) you by Monday.

　　　[① have　② to　③ back　④ I'll　⑤ it]

問 4

Student:　Professor Cohen, what am I supposed to do now?

Professor:　Didn't (　　) (　28　) (　　) (　29　) (　　) said?

　　　[① listen　② you　③ what　④ I　⑤ to]

問 5

Nancy:You know George wants to be a rock star.

Jessy:　He (　　) (　30　) (　　) (　31　) (　　).

　　　[① to　② succeed　③ chance　④ has　⑤ little]

化 学

問題
(50分)

4年度

必要ならば，つぎの数値を用いなさい。

原子量：H = 1，C = 12，N = 14，O = 16，Al = 27，Cl = 35.5，Ca = 40，Fe = 56

なお，気体はすべて理想気体であるものとし，その標準状態（0 ℃，1.013×10^5 Pa）における体積は 22.4 L / mol とする。

【 I 】以下の問いに答えよ。

問1　質量数が m，原子番号が n の原子の中性子の数を表すものとして正しいのはどれか。

① m　　② n　　③ $m+n$　　④ $m-n$　　⑤ $n-m$

⑥ $m \times n$　　⑦ $\dfrac{m}{n}$　　⑧ $\dfrac{n}{m}$　　⑨ $2(m-n)$　　⑩ $2(n-m)$

問2　つぎの水素原子 H の同位体 a ～ c および炭素原子 C の同位体 d ～ f のうち，放射性同位体のみを選択している組合せとして正しいものはどれか。

a　^{1}H　　　b　^{2}H　　　c　^{3}H　　　d　^{12}C　　　e　^{13}C　　　f　^{14}C

① (a, d)　　② (a, e)　　③ (a, f)　　④ (b, d)　　⑤ (b, e)

⑥ (b, f)　　⑦ (c, d)　　⑧ (c, e)　　⑨ (c, f)

問3　放射線にはα線，β線，γ線などが知られている。このうちα線の本体（実体）はどれか。

① 陽子　　② 中性子　　③ 電子　　④ 電磁波　　⑤ ヘリウム $^4_2$He の原子核

問4　アルカリ金属元素とアルカリ土類金属元素の組合せとして正しいものはどれか。

	アルカリ金属	アルカリ土類金属
①	アルミニウム Al	マグネシウム Mg
②	水銀 Hg	銀 Ag
③	ナトリウム Na	カルシウム Ca
④	ケイ素 Si	鉄 Fe
⑤	リチウム Li	銅 Cu
⑥	カリウム K	鉛 Pb

問5　ニホニウム $_{113}$Nh は，元素の周期表ではホウ素 B やアルミニウム Al と同じ族に属する。$_{113}$Nh は周期表の何族の元素に属するか。

① 　6 族　　② 　7 族　　③ 　8 族　　④ 　9 族　　⑤ 　10 族
⑥ 　11 族　　⑦ 　12 族　　⑧ 　13 族　　⑨ 　14 族　　⑩ 　15 族

問6　つぎの錯イオンのうち，形が正方形をとるものはどれか。

① 　$[Ag(NH_3)_2]^+$　　　② 　$[Cu(NH_3)_4]^{2+}$　　　③ 　$[Zn(NH_3)_4]^{2+}$
④ 　$[Fe(CN)_6]^{4-}$　　　⑤ 　$[Fe(CN)_6]^{3-}$

問7　つぎの化学式 a ～ c のうち，分子式はどれか。

　　a　Cl_2　　　　　b　KCl　　　　　c　HCl

① 　a のみ　　② 　b のみ　　③ 　c のみ　　④ 　a, b のみ　　⑤ 　a, c のみ
⑥ 　b, c のみ　　⑦ 　a, b, c

問8　アルミニウム Al の単体は下図のような面心立方格子の結晶構造をとる。その単位格子の 1 辺の長さを l としたとき，Al 原子の原子半径を表す式として正しいものはどれか。

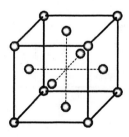

① 　$\dfrac{\sqrt{2}}{2}l$　　② 　$\dfrac{\sqrt{3}}{2}l$　　③ 　$\dfrac{\sqrt{2}}{3}l$　　④ 　$\dfrac{\sqrt{3}}{3}l$

⑤ 　$\dfrac{\sqrt{2}}{4}l$　　⑥ 　$\dfrac{\sqrt{3}}{4}l$　　⑦ 　$\dfrac{\sqrt{2}}{6}l$　　⑧ 　$\dfrac{\sqrt{3}}{6}l$

【Ⅱ】つぎの文章を読んで，以下の問いに答えよ。

　アンモニア NH_3 は，実験室では，塩化アンモニウム NH_4Cl と水酸化カルシウム $Ca(OH)_2$ の混合物を加熱して発生させる。一方，工業的に NH_3 は，四酸化三鉄 Fe_3O_4 から得られる鉄 Fe を主成分とした触媒を用いて，(1) 式のように窒素 N_2 と水素 H_2 から直接合成される。これをハーバー・ボッシュ法という。

$$N_2（気） + 3H_2（気） \rightleftharpoons 2NH_3（気） \quad \cdots \cdots \cdot (1) 式$$

　(1) 式の反応は，可逆反応であり，その正反応は発熱反応である。NH_3 の生成率（体積百分率）を大きくするためには，ルシャトリエの原理，すなわち，化学平衡の面から見れば，温度は ア ほど，圧力は イ ほどよい。しかしながら，工業的な合成反応では，一般に物質を効率よく大量生産する必要があり，化学平衡以外の面も重要になる。ハーバーとボッシュによる NH_3 の製法は，反応装置や触媒の開発，さらにルシャトリエの原理を化学工業に応用して成功した輝かしい例として知られている。なお，触媒を加えると正反応および逆反応の反応速度は ウ が，反応の平衡定数は エ 。

問9　下線部の反応で発生した NH_3 の捕集法と乾燥剤の組合せとして，適切なものはどれか。

	捕集法	乾燥剤		捕集法	乾燥剤
①	水上置換	塩化カルシウム	⑥	上方置換	濃硫酸
②	水上置換	ソーダ石灰	⑦	下方置換	塩化カルシウム
③	水上置換	濃硫酸	⑧	下方置換	ソーダ石灰
④	上方置換	塩化カルシウム	⑨	下方置換	濃硫酸
⑤	上方置換	ソーダ石灰			

問10　下線部の反応において，10.7 g の NH_4Cl と 3.70 g の $Ca(OH)_2$ の混合物を加熱して発生する NH_3 の体積は，標準状態で最大何 L か。最も近い値はどれか。ただし，発生した NH_3 はすべて気体とする。

① 1.12　　② 1.68　　③ 2.24　　④ 3.36

⑤ 4.48　　⑥ 5.04　　⑦ 6.72　　⑧ 8.96

問 11　ア　～　エ　にあてはまる語句の正しい組合せはどれか。

	ア	イ	ウ	エ
①	高い	低い	大きくなる	変わらない
②	高い	低い	変わらない	大きくなる
③	高い	低い	小さくなる	変わらない
④	高い	低い	変わらない	小さくなる
⑤	低い	高い	大きくなる	変わらない
⑥	低い	高い	変わらない	大きくなる
⑦	低い	高い	小さくなる	変わらない
⑧	低い	高い	変わらない	小さくなる

問 12　つぎの化学平衡に関する記述のうち，正しいものはどれか。

a　一定温度において，ある反応の平衡定数 K の値は，その反応が平衡状態にあるときの反応物や生成物の濃度によって異なる。

b　平衡状態とは，正反応も逆反応も起こらず，化学反応が完全に停止した状態である。

c　気体と固体が化学平衡にあるとき，その平衡定数 K の値は，気体成分のモル濃度によって表される。

①　a のみ　　　②　b のみ　　　③　c のみ　　　④　a, b のみ　　　⑤　a, c のみ

⑥　b, c のみ　　　⑦　a, b, c

問 13　N_2 3.0 mol と H_2 4.6 mol を容積 1.0 L の密閉容器に入れて，触媒存在下で温度・圧力を一定に保ったところ，(1) 式の反応が平衡に達し，このとき N_2 は 1.8 mol であった。この反応の平衡定数 K 〔(mol / L)$^{-2}$〕はいくつか。最も近い値はどれか。ただし，平衡状態で存在する物質はすべて気体とする。

①　1.2　　　　②　2.0　　　　③　2.4　　　　④　3.2

⑤　4.0　　　　⑥　4.8　　　　⑦　7.2　　　　⑧　8.0

【Ⅲ】つぎの文章を読んで，以下の問いに答えよ。

　　酸素 O は，元素の周期表の 16 族に属する非金属元素である。　ア　個の価電子をも
ち，電子　イ　個をとり入れて　イ　価の陰イオンになりやすい。酸素の原子は
　ウ　が大きく，多くの元素と酸化物をつくる。また酸素は，鉱物，岩石などに含まれ，
地殻に最も多く含まれる元素である。酸素の単体には，酸素 O_2 とオゾン O_3 の 2 つの同素
体がある。O_3 は O_2 中で無声放電（音のしない放電）を行うと発生する。

$$3\,O_2 \longrightarrow 2\,O_3$$

　　酸素 O_2 は反応性に富み，ほとんどの元素と化合して酸化物をつくる。非金属元素の多く
は高温で酸化され，また，金 Au や白金 Pt を除くほとんどの金属元素は空気中で酸化され
るものが多い。例えば，アルミニウム Al は，　エ　が大きく，酸素と強く結合するため，
Al 粉末を空気中や O_2 中で加熱すると激しく燃える。そのため，Al 粉末と他の金属酸化物
を混ぜて点火すると，多量の熱を発生して金属酸化物が還元され，単体の金属が遊離する。
この単体の金属を得る方法を，　オ　という。

　　次亜塩素酸 HClO，硫酸 H_2SO_4，硝酸 HNO_3 のように分子中に酸素を含む酸をオキソ酸と
いう。酸性酸化物と水 H_2O の反応によって生じる酸の多くはオキソ酸である。同一元素の
オキソ酸では，一般に中心原子の酸化数が大きいものほど水溶液の酸性が強くなる。

問 14　ア　～　エ　にあてはまるものの正しい組合せはどれか。

	ア	イ	ウ	エ
①	5	1	イオン化傾向	電気陰性度
②	5	2	イオン化傾向	電気陰性度
③	6	1	イオン化傾向	電気陰性度
④	6	2	イオン化傾向	電気陰性度
⑤	7	1	イオン化傾向	電気陰性度
⑥	5	1	電気陰性度	イオン化傾向
⑦	5	2	電気陰性度	イオン化傾向
⑧	6	1	電気陰性度	イオン化傾向
⑨	6	2	電気陰性度	イオン化傾向
⑩	7	1	電気陰性度	イオン化傾向

問 15　標準状態で，100 mL の O_2 を無声放電したところ，O_2 の一部が O_3 に変化して，O_3 が 8.00 mL 生成した。このときの全体の気体（O_2 と O_3）の体積は何 mL か。最も近い値はどれか。ただし，反応前後で温度・圧力の変化はないものとする。

① 76.0　　② 84.0　　③ 88.0　　④ 92.0　　⑤ 96.0
⑥ 100　　⑦ 104　　⑧ 108　　⑨ 112　　⑩ 124

問 16　　オ　　にあてはまる正しい方法はどれか。

① オストワルト法　　② クメン法　　③ ソルベー法
④ テルミット法　　⑤ モール法　　⑥ 接触法

問 17　つぎの酸化物 a ～ e のうち，両性酸化物のみを選択している組合せとして正しいものはどれか。

a　Na_2O　　b　Al_2O_3　　c　CO_2　　d　ZnO　　e　P_4O_{10}

① (a, b)　　② (a, c)　　③ (a, d)　　④ (a, e)　　⑤ (b, c)
⑥ (b, d)　　⑦ (b, e)　　⑧ (c, d)　　⑨ (c, e)　　⑩ (d, e)

問 18　つぎのオキソ酸のうち，下線部の中心原子の酸化数が最も大きいものはどれか。

① 次亜塩素酸 $H\underline{Cl}O$　　② 亜塩素酸 $H\underline{Cl}O_2$　　③ 塩素酸 $H\underline{Cl}O_3$　　④ 亜硫酸 $H_2\underline{S}O_3$
⑤ 硫酸 $H_2\underline{S}O_4$　　⑥ 亜硝酸 $H\underline{N}O_2$　　⑦ 硝酸 $H\underline{N}O_3$

問 19　Al 粉末と酸化鉄 (III) Fe_2O_3 を混合して点火すると，激しく反応して多量の熱を発生し，その結果，Fe_2O_3 が還元され融解した鉄 Fe が得られる。この反応において，Al 粉末 135 g を完全に反応させ，単体の Fe 280 g を過不足なく得るために必要な Fe_2O_3 は何 g か。最も近い値はどれか。

① 53.0　　② 64.0　　③ 80.0　　④ 107　　⑤ 160
⑥ 240　　⑦ 320　　⑧ 400　　⑨ 480　　⑩ 560

【Ⅳ】 つぎの文章を読んで，以下の問いに答えよ。

　一般に，炭素原子を骨格として組み立てられている化合物を有機化合物という。また，炭素と水素だけからできている有機化合物を炭化水素といい，その炭化水素の分子から一部の水素原子を除いた原子団を炭化水素基とよぶ。一方，有機化合物の性質を決める特定の基を官能基という。有機化合物には，分子式が同じであっても，構造が異なるいくつかの化合物が存在することがある。分子式が同じであっても構造が異なる化合物は，互いに異性体であるという。

問20　つぎの有機化合物の特徴に関する記述のうち，正しいものの組合せはどれか。

　a　分子からなる物質が多く，一般に無機化合物に比べて融点や沸点が高い。
　b　有機化合物を構成する炭素原子の原子価は，無機化合物のそれと異なる。
　c　無機化合物と比べると，構成元素の種類は少ないが，有機化合物の種類は無機化合物よりも極めて多い。
　d　一般に，水よりもヘキサン，エーテルに溶けやすいものが多い。

　　　①　(a, b)　　②　(a, c)　　③　(a, d)　　④　(b, c)　　⑤　(b, d)　　⑥　(c, d)

問21　つぎの炭化水素に関する記述のうち，正しいものの組合せはどれか。

　a　直鎖状のアルカンは，分子量が大きいほど，分子間力が小さくなるため，沸点が高くなる。
　b　C_5H_{12}のアルカンには，3種類の構造異性体が存在する。
　c　炭素原子の数が4以上のアルケンには，構造異性体の他にシス–トランス異性体（幾何異性体）が存在することがある。
　d　プロペンとシクロプロパンは，互いに立体異性体の関係にある。
　e　アセチレンの炭素原子間距離は，エタンやエチレンのそれより長い。

　　　①　(a, b)　　②　(a, c)　　③　(a, d)　　④　(a, e)　　⑤　(b, c)
　　　⑥　(b, d)　　⑦　(b, e)　　⑧　(c, d)　　⑨　(c, e)　　⑩　(d, e)

問 22　つぎの記述のうち，<u>誤っているもの</u>の組合せはどれか。

a　カルボン酸とアルコールが縮合してできた結合を，水酸化ナトリウム水溶液で加水分解する反応は可逆反応である。

b　エーテルは炭素数が等しい 1 価アルコールの構造異性体であり，一般に極性の小さな分子なので，対応するアルコールよりも沸点が低い。

c　ギ酸は，脂肪酸の中では最も強い酸であり，分子中にホルミル基をもつため還元性を示す。

d　アニリンは水に溶けにくいが，酸の水溶液とは塩をつくってよく溶ける。

e　フェノールは，水酸化ナトリウム水溶液と反応して水素 H_2 を発生する。

① 　(a, b)　② 　(a, c)　③ 　(a, d)　④ 　(a, e)　⑤ 　(b, c)
⑥ 　(b, d)　⑦ 　(b, e)　⑧ 　(c, d)　⑨ 　(c, e)　⑩ 　(d, e)

問 23〜25　分子式 $C_5H_{10}O$ で表されるカルボニル化合物に関する，以下の問いに答えよ。ただし，立体異性体を含むものとする。

問 23　触媒を用いて水素 H_2 で還元すると第二級アルコールを生じる化合物は何種類あるか。

問 24　フェーリング液とともに加熱することにより，赤色の酸化銅（I）Cu_2O の沈殿が生じる化合物は何種類あるか。

問 25　ヨードホルム反応を示す化合物は何種類あるか。

【問 23〜25 の解答群】
① 1　　　② 2　　　③ 3　　　④ 4　　　⑤ 5　　　⑥ 6

英　語

解答

4年度

I

〔解答〕

問1　①　　問2　③　　問3　④　　問4　④

問5　③　　問6　①　　問7　③

問8(1)　①　　(2)　⑤　　問9　④

〔出題者が求めたポイント〕

問1　選択肢訳

①座りすぎは健康にとって有害だ。

②座りすぎは高齢者にだけトラブルを引き起こす。

③慢性疾患の50%は座りすぎが原因である。

④座りすぎのリスクは誰も気にしない。

問2　come up with「～を見つけ出す」。admit「～を認める」。receive「～を受け取る」。find「～を見つける」。refuse「～を拒否する」。

問3　「座りすぎは（　　　）をもたらす」

①足の骨の損傷

②脳機能の活発化

③休憩時間の短縮

④血液循環の低下

問4　participate in「～に参加する」。make use of「～を使用する」。run out of「～を使い果たす」。keep up with「～に遅れないでついていく」。take part in「～に参加する」。

問5　選択肢訳

①健康な人と病気の人の両方が研究の参加者だった。

②参加者は座った後、6時間歩いた。

③参加者は6時間座った。

④研究者は若者と高齢者の血管機能を比較した。

問6　result in「～をもたらす」。cause「～を引き起こす」。follow「～に続く」。stop「～を止める」。prevent「～を防ぐ」。

問7　「パディラによると、職場の人々の健康のための真の解決策は（　　　）だ」

①スタンディング・デスクとトレッドミル・デスク

②朝早く起きて、歩くこと

③立ち上がり、歩くこと

④血管機能に気を配ること

問8　正解の英文　～（that）（it）not（only）（helped）（employees），～

問9　「ダイヤモンド・スコットによると、社員の気持ちを高めるものは何か？」

①外でスポーツをすること

②仕事を忘れること

③コーヒーのための休憩

④ウォーキングのための休憩

〔全訳〕

[1]　多くの研究が、座っている時間が長いほど、がんや糖尿病から心血管疾患や肝臓疾患に至るまで、多く の慢性疾患の発症リスクが高まることを示している。高齢者の場合、座っている時間が1時間ごとに、障害を持つようになるリスクが50%高くなると言われている。しかし、誰一人、これを免れる人はいない。座りすぎは誰にとっても悪いことなのだ。

[2]　ミズーリ大学医学部の栄養学と運動生理学の助教授であるジャウメ・パディラは、座りすぎの害を診断し、改善策を見出すことを目的とした研究を主導した。

[3]　「私たちは誰しも、仕事に追われて時間を忘れ、長時間体を動かさないままになりやすい」と、パディラは語る。「しかし、私たちの研究では、6時間連続で、つまり1日8時間の労働の大半を座って過ごすと、脚への血流が大きく減少することがわかったのです。たった6時間の座りっぱなしが血管機能に著しい悪影響を及ぼすことに、私たちは驚きました」。

[4]　11人の健康な若い男性がこの研究に参加した。研究者たちは、長時間座ることの前と後における血管機能を比較した。6時間座り続けたところ、参加者の下肢の動脈の血流が大きく減少していた。研究者が次に、被験者に短時間のウォーキングをしてもらったところ、10分間のウォーキングによって低下した血管機能が回復し、血流が改善したことがわかった。

[5]　パディラは、時間の経過とともに、座りすぎは心血管疾患を引き起こす可能性があると述べている。極端な場合、長時間座っていると、深部静脈血栓症——突然死に至ることもある深刻な状態——を引き起こす可能性がある。

[6]　パディラは、研究者たちが、多くの人が長時間座っている職場での人々の健康を改善する方法も調べたと語った。スタンディング・デスク（立ち姿勢で仕事をする机）やトレッドミル・デスク（ランニングマシーン付き机）が、職場で人気を集めている。しかし、パディラによれば、真の解決策は、立ち上がって歩くという意外に単純なものだという。「私たちが発見したのは、通常のペースで10分間歩くこと、これは約1,000歩に相当し、座っていることに関連する血管機能不全を逆転させるのに十分であるということです」。

[7]　ミズーリ州のある企業は、ウォーク・ブレイクを始め、それが従業員だけでなく、ビジネスにも役立つことを発見した。従業員の一人であるダイアモンド・スコットは、ウォーク・ブレイクは従業員の士気を向上させていると語った。「職場の外で一緒に時間を過ごすための方法であり、より健康であれば、より幸せになれるのです」と、彼女は語った。スタンディング・デスク、調節可能なワークステーション、あるいはトレッドミル・デスクに変更することも効果的だ。しかし、パディラは、立ち上がって歩くことが鍵だということを発見したのだ。

II

〔解答〕

問1　③　　問2　①　　問3　②

問4　④　　問5　②

〔出題者が求めたポイント〕

問1　be well off「裕福である」。

問2　take account of「～を考慮に入れる」。

問3　It's about time S V「もうそろそろ～する時間だ」。Vは過去形(仮定法過去)になる。

問4　attractsの主語になるので、関係代名詞のwhichが正解。

問5　look forward to「～を楽しみにする」。toは前置詞なので、後ろには名詞か動名詞がくる。

〔問題文訳〕

問1　彼女の家庭が裕福だったのは、両親ともに良い会社に勤めており、良い給料を得ていたからだった。

問2　新しい要件を考慮に入れるために、ガイドラインが更新された。

問3　そろそろ会議を終わらせる時間だ。

問4　仙台市のその地域は、お店やレストランがあり、大学生をひきつける場所である。

問5　また近いうちにお会いできるのを本当に楽しみにしています。

III

〔解答〕

問1　④　　問2　⑤　　問3　①

〔出題者が求めたポイント〕

問1　tell apart「～を見分ける」。can tell ＋ 疑問詞 ～「～がわかる」。

問2　turn 人 on to「人の関心を～に向ける」。turn out to be「結局～だとわかる」。

問3　count for nothing「全く役に立たない、無価値である」。count on「～を当てにする」。

〔問題文訳〕

問1 A)　隣に住んでいる一卵性双生児はとてもよく似ているので、私には見分けがつかない。

　　B)　ジョンはエンジンの音を聞けば、どこが悪いかわかる。

問2 A)　高校の先生の一人が、私の関心を物理の勉強に仕向けた。

　　B)　その物語は結局ハッピーエンドだった。

問3 A)　いったん引退したら、私の今の肩書きは全く役に立たなくなると思う。

　　B)　あなたは彼を当てにはできない。彼は約束を守らないのだ。

IV

〔解答〕

問1　①　　問2　③　　問3　④

〔問題文訳〕

問1　「新しい英語の先生をどう思う？」

問2　「あなたの仕事はどんな感じですか？」

問3　「パーティーには何人招待する予定ですか？」

〔選択肢訳〕

①「まあね、彼について行くのは難しいよ。よく何を言っているのかよくわからない」

②「体調は良好です。身体的にも精神的にもいい感じです」

③「良い状態とは言えません。不景気で売り上げが50％減りました」

④「来ると思われる人のリストを作成させてください」

V

〔解答〕

問1　④, ①　　問2　③, ②　　問3　①, ③

問4　①, ③　　問5　⑤, ①

〔正解の英文〕

問1　Why (don't)(you)(look)(it)(up) in the dictionary?

問2　Let's see…(the)(battery)(must)(have)(stopped).

問3　(I'll)(have)(it)(back)(to) you by Monday.

問4　Didn't (you)(listen)(to)(what)(I) said?

問5　He (has)(little)(chance)(to)(succeed).

化 学

解答 4年度

I

〔解答〕

問1 ④
問2 ⑨
問3 ⑤
問4 ③
問5 ⑧
問6 ②
問7 ⑤
問8 ⑤

〔出題者が求めたポイント〕

小問集合

知識問題だが、教科書にも載っておらず通常の問題集では問われないような部分も出題されている。

〔解答のプロセス〕

問1 質量数は陽子数＋中性子数なので、中性子の数は（質量数）−（陽子数）になる。

問2 放射性同位体は ^3H（三重水素、トリチウム）と ^{14}C。どちらも β 壊変をし、それぞれ ^3He と ^{14}N になる。

問3 α 線は放射性を持つ原子が α 壊変した際に放出される放射線で、陽子2個と中性子2個、すなわち ^4He 原子核の粒子線である。

問7 分子で作られているのはaの塩素とcの塩化水素。「電離するものはすべてイオン結合」とは限らない。イオン結合と共有結合を分けているのは、「HClという分子」が存在するか否かである。

問8 面心立方格子では単位格子の面の対角線上で原子同士が接している。つまり

$$\sqrt{2}\,l = 4r, \quad \therefore r = \frac{\sqrt{2}}{4}l$$

II

〔解答〕

問9 ⑤
問10 ③
問11 ⑤
問12 ③
問13 ④

〔出題者が求めたポイント〕

気体反応の化学平衡

内容としては入試標準レベル。十分に演習をこなしてきた受験生にとっては平易に感じられるだろう。

〔解答のプロセス〕

問9 アンモニアは空気より密度が小さく、水によく溶け塩基性を示す。そのため上方置換法でしか捕集できず、また乾燥剤も酸性のもの（濃硫酸や P_4O_{10} など）は使えない。

また、塩化カルシウムもアンモニアとは付加物をつくるので、乾燥剤として適するのは（選択肢の中では）ソーダ石灰のみである。

問10 塩化アンモニウム 10.7 g と水酸化カルシウム 3.70 g はそれぞれ 0.2 mol と 0.05 mol になるので、これらを反応させると塩化アンモニウムが 0.1 mol 反応し 0.1 mol は余る。生成するアンモニアは 0.1 mol なので、標準状態では 2.24 L となる。

問11 平衡の温度依存性は、反応熱の正負を見ればよい。問題文中(1)式の右向き（正反応）が発熱反応であると示されているので、平衡を右へ傾けるには**温度を低くすればよい**。

圧力依存性は反応前後の気体分子の数を比較すればよく、平衡が右に傾くと分子数は減るので、**圧力は高くするとよい**。

触媒は活性化エネルギーを小さくし**反応速度を大きくするが、平衡そのものを移動させることはない**（最終生成量は変わらない）。

問12a 平衡定数 K の値は平衡状態での反応物・生成物の濃度によって決まるから正しいともとれるが、反応物を増やしてもその分生成物は増えて濃度が変化し平衡定数は変わらないから誤りともとれる文章であるので正誤は断定できない。

b 平衡状態は正反応と逆反応の速度が等しくなって「見かけ上」反応が止まった状態であり、反応が停止しているわけではない。誤り。

c 不均一系（気体反応における固体成分のように、均一に交じり合うことができない成分が出てくる状態）の反応では、固体や液体の濃度が定義できないので平衡定数には含まない。正しい。

問13 反応で消費された N2 は 3.0 − 1.8 = 1.2 mol となるから

	N_2	$+$	$3H_2$	$\longrightarrow$	$2NH_3$	
反応前	3.0		4.6		0	（単位：mol）
反応	−1.2		−3.6		＋2.4	
反応後	1.8		1.0		2.4	

よって

$$K = \frac{[NH_3]^2}{[N_2][H_2]^3} = \frac{\left(\frac{2.4}{1.0}\right)^2}{\left(\frac{1.8}{1.0}\right)\left(\frac{1.0}{1.0}\right)^3} = 3.2$$

III

〔解答〕

問14 ⑨
問15 ⑤
問16 ④
問17 ⑥
問18 ⑤
問19 ⑧

〔出題者が求めたポイント〕

無機化学(酸素)

〔解答のプロセス〕

問14 典型元素の場合、周期表の族の一の位の数と最外殻電子数は一致する(He を除く)。O は 16 族なので**最外殻電子数は 6 個**である。一つの電子殻には電子が 8 個入ると閉殻となって安定になるので、酸素の場合は電子を 2 個受け取って**2 価の陰イオンになりやすい**。

ウとエはノーヒントだと埋めにくいが、選択肢から選べばウが電気陰性度、エはイオン化傾向である。

問15 $3O_2 \longrightarrow 2O_3$

オゾン O_3 が 8.00 mL 生成するとき、反応で消費された酸素の体積はその 3/2 倍なので 12.0 mL。すなわち一部がオゾンとなった気体中には酸素 88.0 mL とオゾン 8.00 mL が含まれていることになるので、合計で 96.0 mL となる。

問18 酸化数を数えると、⑤の硫酸の S 原子の酸化数が +6 で最大である。

問19 Al 粉末と酸化鉄(Ⅲ)のテルミット反応の化学反応式は

$$2Al + Fe_2O_3 \longrightarrow 2Fe + Al_2O_3$$

で、Al 粉末 135 g と Fe 280 g はいずれも 5 mol となることから、必要な酸化鉄(Ⅲ)(式量 160)は 2.5 mol となるので、$2.5 \times 160 = 400$

Ⅳ

〔解答〕

問20 ⑥
問21 ⑤
問22 ④
問23 ③
問24 ⑤
問25 ②

〔出題者が求めたポイント〕

有機化学

構造異性体の問題は全種類しっかり描けるようにする。

〔解答のプロセス〕

問20 a 「分子からなる物質が多く」は正しいが、無機化合物(イオン結晶や共有結合性結晶が多い)より融点や沸点は低い。誤り。

b 炭素原子の原子価は 4 本で、無機化合物(黒鉛やダイヤモンド、二酸化炭素など)の炭素原子と原子価自体が変わるわけではない。誤り。

c 構成元素の種類は少ないが、その結合の仕方や配置で性質が異なるのが有機化合物のバリエーションが多い理由である。正しい。

d 無極性分子が多いので、極性溶媒である水よりも、無極性溶媒のヘキサンやエーテルに溶けやすい。正しい。

問21 a アルカンは分子量が大きくなるほど分子間力

が大きくなり、沸点が高くなる。

b C_5H_{12} のアルカンをすべて書き出せばよい。水素の数から不飽和結合を持たないことが分かるから、

$$CH_3-CH_2-CH_2-CH_2-CH_3 \qquad CH_3-\underset{CH_3}{\overset{}{CH}}-CH_2-CH_3 \qquad CH_3-\underset{CH_3}{\overset{CH_3}{\underset{|}{\overset{|}{C}}}}-CH_3$$

以上の 3 つである。

c 炭素数 3 までのアルケン(エチレン、およびプロピレン)には幾何異性体がないが、炭素数 4 の 2-ブテンには幾何異性体が存在する。

d プロペンとシクロプロパンは分子式が同じ C_4H_8 だが、これらは構造異性体であり立体異性体(幾何異性体や光学異性体)ではない。

e アセチレンの炭素間結合は三重結合で、エタンの単結合やエチレンの二重結合より短い。

問22 a カルボン酸とアルコールの縮合で出来る結合、とはエステル結合のことで、酸触媒による加水分解は可逆反応であるが、アルカリによる加水分解は不可逆反応である。

e フェノールは水酸化ナトリウム水溶液と反応するが、中和反応なので水素は発生しない。

c は「脂肪酸の中では最も強い酸」というのが引っかかるが、a と e は明らかな誤りなのでこちらを選ぶ。

問23 水素数から $C_5H_{10}O$ には C=O 以外に不飽和結合は存在しないことが分かる。水素による還元で第二級アルコールを生じるのはケトンなので

$$CH_3-CH_2-CH_2-\underset{O}{\overset{}{C}}-CH_3 \qquad CH_3-\underset{CH_3}{\overset{}{CH}}-\underset{O}{\overset{}{C}}-CH_3 \qquad C_2H_5-\underset{O}{\overset{}{C}}-C_2H_5$$

以上の 3 つ。

問24 フェーリング液で酸化銅(I)の赤色沈殿ができるのはアルデヒド類なので

$$\underset{①}{CH_3-CH_2-CH_2-CH_2-\underset{O}{\overset{}{C}}-H} \qquad \underset{②}{CH_3-CH_2-\underset{CH_3}{\overset{}{CH}}-\underset{O}{\overset{}{C}}-H}$$

$$\underset{③}{CH_3-\underset{CH_3}{\overset{}{CH}}-CH_2-\underset{O}{\overset{}{C}}-H} \qquad \underset{④}{CH_3-\underset{CH_3}{\overset{CH_3}{\underset{|}{\overset{|}{C}}}}-\underset{O}{\overset{}{C}}-H}$$

以上の 4 つ。②には光学異性体があるのでもう 1 つ、合わせて 5 つ。

問25 ヨードホルム反応を示すのは、問 23 に示した構造異性体のうち、左 2 つのみ。

令和3年度

問 題 と 解 答

英 語

問題
(50分)

3年度

【Ⅰ】次の英文を読み、問い（問1〜5）に答えよ。

People have long dreamt of a car that flies through the sky.

Japan's SkyDrive Inc. has carried out a successful, but (ア)<u>modest</u> test flight of such a vehicle carrying a person. It is just one of the many "flying car" projects around the world.

In a video recently shown to reporters, a vehicle that looked like a motorcycle with propellers lifted up to two meters off the ground. It flew in circles in a protected area for four minutes.

The head of the SkyDrive said he hopes the flying car can be made into a real-life product by 2023. However, he noted the importance of safety.

"Of the world's more than 100 flying car projects, only a (1)[① a person ② handful ③ has ④ succeeded ⑤ with] on board," he told The Associated Press.

"I hope many people will want to ride it and feel safe."

The machine so far can fly for just 5 to 10 minutes, but if the flight time can be extended to 30 minutes, the car will have more possibilities. For example, it could be exported to places like China, he said.

Unlike airplanes and helicopters, "electric *vertical takeoff and landing" vehicles, or eVTOL, generally offer quick point-to-point personal travel. They could (1) having to deal with airports, traffic jams and the cost of paying for pilots. Such vehicles could even fly without a pilot.

(2)<u>Battery sizes, air traffic control and other issues are among the main problems to overcome before selling them to the public.</u>

"Many things have to happen," said a professor at the Robotics Institute at Carnegie Mellon University. He helped start Near Earth Autonomy, near Pittsburgh, Pennsylvania. The company also develops eVTOL systems.

"If they cost $10 million, no one is going to buy them. If they fly for 5 minutes, no one is going to buy them. If they fall out of the sky...no one is going to buy them," he said.

SkyDrive's flying car began as a volunteer project in 2012. The project received financial support from top Japanese companies including carmaker Toyota, electronics company Panasonic and video-game developer Bandai Namco.

A demonstration flight three years ago did not go well. (2) the flying car has improved, and the project recently received additional support of $37 million, including money from the Development Bank of Japan.

The Japanese government has expressed support for the futuristic project, with a "road map" for business services by 2023.   The goal is to expand the flying car's (イ)commercial use by the 2030s.   (3)It also has noted possible uses for connecting faraway areas and providing transportation in disasters.

Experts compare the excitement about flying cars (3) the days when the *aviation industry got started with the Wright Brothers and the auto industry with the Ford Model T.

Lilium of Germany, Joby Aviation in California and Wisk, a joint business involving Boeing and the company Kitty Hawk, are also working on eVTOL projects.

A chief executive of Kitty Hawk said it took time for airplanes, cell phones and self-driving cars to win acceptance.

"But the time between technology and social adoption might be more compressed for eVTOL vehicles," he said.

[*注] vertical: positioned up and down   /   aviation: the flying or operation of an aircraft

問1 本文にタイトルをつけるとしたら、どれが最も適当か。①〜④の中から一つ選び、その番号をマークせよ。 ⬚ 1 ⬚

① On Tokyo Sky Tree Construction
② The Differences between Airplanes and Helicopters
③ 'Flying Car' Test Successful for Japanese Company
④ An Antarctic Ice Offers the World's Clearest Views of the Night Sky

問2 本文中の下線部(ア)、(イ)の語の意味の説明として最も適当なものを①
〜④の中から一つ選び、その番号をマークせよ。

(1) 下線部(ア)<u>modest</u>　　2

　　① extraordinarily great in size, amount, or intensity
　　② having the quality of attracting
　　③ highly pleasing to the senses
　　④ not large or complicated

(2) 下線部(イ)<u>commercial</u>　　3

　　① apart or far off in time
　　② constant in effort to accomplish something
　　③ of or relating to agriculture
　　④ related to or used in the buying and selling of goods

問3 本文中の空欄(1)〜(3)に入る最も適当な語句を①〜④の中から
一つ選び、その番号をマークせよ。

(1) 空欄(1)　　4

　　① do away with　② make the most of　③ run into　④ take care of

(2) 空欄(2)　　5

　　① But　② Predictably　③ Therefore　④ Thus

(3) 空欄(3)　　6

　　① at　② of　③ off　④ to

問4 下線部(1)の[　　]内の①〜⑤の語句を意味が通るように並べ替え、2番
目と4番目に来るものの番号をマークせよ。

(1) 2番目　　7

(2) 4番目　　8

問5 下線部(2), (3)の意味として最も適当なものを①～④の中から一つ選び、
　　その番号をマークせよ。

(1) 下線部(2) 　9　

　　① バッテリーの大きさや航空交通管制などの問題は、それらを一般向け
　　　 に販売する前に解決された数少ない問題の中でもよく知られている
　　　 問題である

　　② バッテリーの大きさや航空交通管制などの問題とは別に、それらを一
　　　 般向けに販売する前に解決されるべき最も重要な問題が潜んでいる

　　③ それらを一般向けに販売する前に解決しなければならない主要な問
　　　 題の中には、バッテリーの大きさや航空交通管制などの問題がある

　　④ それらを公共交通機関を使って販売する前に解決しなければならな
　　　 い主要な問題の中には、バッテリーの大きさや航空交通管制や他の乗
　　　 り物の存在等がある

(2) 下線部(3) 　10　

　　① 日本政府は、災害時に遠方へ避難する際の利用方法についても、注意
　　　 書きを記している

　　② 日本政府は、災害に遭った遠方の地域同士を結ぶ密かな利用法につい
　　　 て記したノートも持っている

　　③ 日本政府は、遠方の地域を見つけたり、公共交通機関を提供したりす
　　　 るのに利用できる可能性についても言及している

　　④ 日本政府は、遠く離れた地域同士をつないだり、災害時の輸送手段を
　　　 提供したりするのに利用できる可能性についても言及している

【Ⅱ】 次の問い（問1〜10）の英文中の空欄(11)〜(20)に入る 最も適当なものを①〜④の中から一つ選び、その番号をマークせよ。

問1 He got frustrated to the point (11) he couldn't even speak.
① how ② what ③ where ④ why

問2 She said that she didn't like sweets, (12) was surprising to me.
① when ② where ③ which ④ who

問3 Drowsy driving may cost (13) your life.
① to you ② you ③ you for ④ you to

問4 Nobody made an attempt (14) the poor man sitting on the park bench.
① at help ② of helping ③ to help ④ with helping

問5 The management blamed the marketing team (15) the failure of the product.
① for ② of ③ to ④ with

問6 He handed out an outline before every lecture, (16) it easier for his students to follow along and take good notes.
① made ② make ③ makes ④ making

問7 He came down (17) a fever after he returned from his long business trip.
① of ② to ③ up ④ with

問8 The person (18) baggage was lost never contacted the police about it.
① that ② which ③ who ④ whose

問9 That's all (19) I know about the political situation at this point.
① how ② that ③ where ④ why

問 10 Six (⬚20⬚) 20 students answered the question correctly.
　　① from　② more than　③ out of　④ within

【Ⅲ】 次の問い（問 1～5）の英文 A)、B)の(　　)には同じ語が入る。最も適当なものを①～④の中から一つ選び、その番号をマークせよ。

問 1　⬚21⬚
　A) He opened the window to let in some fresh (　　).
　B) I'm afraid my travel plans are up in the (　　). I'm not sure whether I can go or not.
　　① air　② breeze　③ leaf　④ sky

問 2　⬚22⬚
　A) Jane (　　)ed off the child's crayon marks from the TV screen.
　B) You should come (　　) and admit that you made the mistake.
　　① clean　② clear　③ fresh　④ wash

問 3　⬚23⬚
　A) The United Nations brought the two sides to (　　), thus avoiding a war.
　B) Replacing all the printers is difficult to justify in (　　) of cost.
　　① agreements　② conditions　③ periods　④ terms

問 4　⬚24⬚
　A) The scientists (　　)d that this phenomenon was associated with global warming.
　B) The game will continue only when the two teams agree to (　　) the rules.
　　① examine　② inquire　③ investigate　④ observe

問5 　25

   A) Wait until the water is (　　)ing well before putting in the spaghetti.

   B) Centuries of argument over religion (　　)s down to the following question: Does God exist?

    ① boil　② burn　③ cook　④ heat

【Ⅳ】次の問い（問1〜3）の二つの英文 A)、B)がほぼ同じ意味になるように、[　]に入る最も適当なものを①〜④の中から一つ選び、その番号をマークせよ。

問1 　26

   A) My father was formerly a police detective.

   B) My father [① used to　② used to be　③ was used to be　④ used to being] a police detective.

問2 　27

   A) The church put on a charity show for some underprivileged children.

   B) The church [① held　② minded　③ preferred　④ removed] a charity show for some underprivileged children.

問3 　28

   A) He is wanting in sincerity and so is not trusted by others.

   B) He is [① lacking　② expecting　③ adding　④ demanding] in sincerity and so is not trusted by others.

【V】 次の問い（問1〜3）の日本語の文の意味に合うように[   ]内の語句を並べ替えて意味の通る英文を作り、空欄(29)〜(34)に入る最も適当なものを一つ選び、その番号をマークせよ。

問1 受験生の安全と心の平穏を守るために、特別な注意が払われるべきである。

Special care (   ) (   ) (29) (   ) (   ) (30) (   ) (   ) of mind of test takers.

[① and ② be ③ ensure ④ given ⑤ peace ⑥ should ⑦ the safety ⑧ to]

問2 世界が行き詰まり、ウイルスがさらに広がるのを防ごうと多くの国が都市を閉鎖している中で、そのウイルスはわたしたちの生活の方法を変えてしまった。

The virus has changed the way we live, as the world (   ) (   ) (31) and many countries lock down their cities to (   ) (   ) (32) (   ) further.

[① a standstill ② comes ③ from ④ spreading ⑤ stop ⑥ the virus ⑦ to]

問3 学校は、遠隔オンライン学習を導入して、子供たちが勉強を続けるのを助けるようになってきている。ところが、一部の国々では、これらの課程からの恩恵を受けるのに必要なパソコンやインターネット回線を子供たちが所有していない。

Schools have introduced remote online learning to (   ) (   ) (   ) (33) (   ). But in some countries, children (   ) (   ) (34) (   ) to benefit from these programs.

[① children ② continue ③ help ④ lack ⑤ needed ⑥ or internet connection ⑦ study ⑧ the computers ⑨ to]

化 学

問題
（50分）

3年度

必要ならば，つぎの数値を用いなさい。

原子量：H = 1，C = 12，O = 16，Na = 23，Mg = 24，K = 39

アボガドロ定数：$N_A = 6.02 \times 10^{23}$ / mol，水 H_2O のイオン積：$K_W = 1.0 \times 10^{-14}$ (mol / L)^2 （25 ℃）

$\log_{10} 2 = 0.30$，$\log_{10} 3 = 0.48$

なお，気体はすべて理想気体であるものとし，その標準状態（0 ℃，1.013×10^5 Pa）における体積は 22.4 L / mol とする。

【Ⅰ】 以下の問いに答えよ。

問1 つぎの物質のうち，化合物であるものの正しい組合せはどれか。

a エタノール
b 塩酸
c 砂糖水
d 石油
e ドライアイス

① (a, b)　　② (a, c)　　③ (a, d)　　④ (a, e)　　⑤ (b, c)
⑥ (b, d)　　⑦ (b, e)　　⑧ (c, d)　　⑨ (c, e)　　⑩ (d, e)

問2 つぎの混合物から（　）の物質を分離する最も適切な操作方法として，正しい組合せはどれか。

	混合物（分離する物質）	操作方法
a	少量の塩化ナトリウムを含んだ硝酸カリウムの結晶を溶かした水溶液（硝酸カリウム）	蒸留
b	液体空気（酸素）	分留
c	食塩水（水）	抽出
d	砂金の混じった海水（砂金）	再結晶
e	少量の黒鉛が混じったヨウ素（ヨウ素）	昇華

① (a, b)　　② (a, c)　　③ (a, d)　　④ (a, e)　　⑤ (b, c)
⑥ (b, d)　　⑦ (b, e)　　⑧ (c, d)　　⑨ (c, e)　　⑩ (d, e)

問3　つぎの物質のうち，単体であるものの正しい組合せはどれか。

    a　アンモニア
    b　オゾン
    c　水酸化ナトリウム
    d　ダイヤモンド
    e　ミョウバン

  ① (a, b)　　② (a, c)　　③ (a, d)　　④ (a, e)　　⑤ (b, c)
  ⑥ (b, d)　　⑦ (b, e)　　⑧ (c, d)　　⑨ (c, e)　　⑩ (d, e)

問4　つぎの物質の組合せのうち，互いに同素体であるものの正しい組合せはどれか。

    a　塩素とヨウ素
    b　一酸化炭素と二酸化炭素
    c　単斜硫黄とゴム状硫黄
    d　黒鉛とフラーレン
    e　水と氷

  ① (a, b)　　② (a, c)　　③ (a, d)　　④ (a, e)　　⑤ (b, c)
  ⑥ (b, d)　　⑦ (b, e)　　⑧ (c, d)　　⑨ (c, e)　　⑩ (d, e)

問5　ある水溶液を白金線の先につけて，ガスバーナーの外炎に入れると炎が深赤色（紅色）を示した。この水溶液中に含まれる成分元素として正しいものはどれか。

  ① ナトリウム Na　　　② カリウム K　　　③ カルシウム Ca
  ④ ストロンチウム Sr　　⑤ バリウム Ba　　⑥ 銅 Cu

問6　水の沸点を 1.013×10^5 Pa で 100℃ としたとき，これは絶対温度で何 K か。最も近い値はどれか。

  ① −373　　② −273　　③ −173　　④ −73　　⑤ 0
  ⑥ 73　　⑦ 173　　⑧ 273　　⑨ 373　　⑩ 1000

問7　つぎの変化のうち，化学変化を表しているものの正しい組合せはどれか。

　　a　塩化ナトリウムが水に溶解する。
　　b　ドライアイスが気体になる。
　　c　鉄がさびる。
　　d　水が氷になる。
　　e　水を電気分解すると水素と酸素が生じる。

　①　(a, b)　　　②　(a, c)　　　③　(a, d)　　　④　(a, e)　　　⑤　(b, c)
　⑥　(b, d)　　　⑦　(b, e)　　　⑧　(c, d)　　　⑨　(c, e)　　　⑩　(d, e)

【Ⅱ】　以下の問いに答えよ。

問8　つぎの記述のうち，正しいものの組合せはどれか。

a　オキソニウムイオン H_3O^+ と水酸化物イオン OH^- は，いずれも pH 7 の水溶液中には存在しない。
b　ブレンステッド・ローリーの定義によると，水素イオン H^+ を相手から受け取る物質が酸である。
c　水の電離は，中和反応の逆反応と見なすこともできるので，吸熱反応である。
d　酸・塩基の強弱は，それらの価数の大小とは無関係である。
e　水のイオン積 K_W は，温度が高くなるほど小さくなる。

① (a, b)　② (a, c)　③ (a, d)　④ (a, e)　⑤ (b, c)
⑥ (b, d)　⑦ (b, e)　⑧ (c, d)　⑨ (c, e)　⑩ (d, e)

問9　陽イオンと陰イオンの総数が 3.66×10^{24} 個の水酸化マグネシウムの質量は何 g か。最も近い値はどれか。

① 110　② 118　③ 125　④ 152　⑤ 176
⑥ 228　⑦ 249　⑧ 353　⑨ 456　⑩ 832

問 10〜14　モル濃度が $\boxed{\text{ア}}$ mol / L の酢酸 CH_3COOH 水溶液 20 mL をコニカルビーカーに入れ，指示薬 $\boxed{\text{イ}}$ を加えた。そこに 5.0×10^{-2} mol / L の水酸化カリウム KOH 水溶液を，ビュレットを使って滴下して中和滴定を行ったところ，中和点にいたるまで 16 mL を要した。以下の問いに答えよ。ただし，中和滴定は 25 ℃ で行ったものとする。

問 10　中和滴定と実験操作についての記述のうち，正しいものの組合せはどれか。

　a　酢酸水溶液は同じ温度であれば，濃度の大きい方が電離度も大きくなる。
　b　この実験における中和反応では，酢酸カリウムと水ができる。
　c　ビュレットを純水で洗浄したのち，水が残ったまま実験してよい。
　d　この実験で得られる滴定曲線では，中和点付近での水溶液の pH が急激に変化する。

　　①　(a, b)　　②　(a, c)　　③　(a, d)　　④　(b, c)　　⑤　(b, d)　　⑥　(c, d)

問 11　$\boxed{\text{イ}}$ に入る指示薬名，中和点付近での指示薬の色の変化，中和点での水溶液の液性として，正しいものの組合せはどれか。

	指示薬名	色の変化	中和点での液性
①	フェノールフタレイン	赤色から無色	塩基性
②	フェノールフタレイン	赤色から無色	中性
③	フェノールフタレイン	無色から赤色	塩基性
④	フェノールフタレイン	無色から赤色	酸性
⑤	フェノールフタレイン	無色から赤色	中性
⑥	メチルオレンジ	赤色から黄色	塩基性
⑦	メチルオレンジ	赤色から黄色	酸性
⑧	メチルオレンジ	赤色から黄色	中性
⑨	メチルオレンジ	黄色から赤色	塩基性
⑩	メチルオレンジ	黄色から赤色	酸性

問12 酢酸水溶液のモル濃度 ア mol / L として，最も近い値はどれか。

① 4.0×10^{-2}　② 8.0×10^{-2}　③ 1.2×10^{-1}　④ 2.4×10^{-1}　⑤ 4.0×10^{-1}
⑥ 6.4×10^{-1}　⑦ 8.0×10^{-1}　⑧ 1.2　⑨ 2.4　⑩ 4.0

問13 モル濃度が ア mol / L の酢酸水溶液の pH として，最も近い値はどれか。ただし，この酢酸の電離度を 2.5×10^{-2} とする。

① 1.0　② 1.3　③ 1.7　④ 2.0　⑤ 2.3
⑥ 2.7　⑦ 3.0　⑧ 3.3　⑨ 3.7　⑩ 4.0

問14 モル濃度が 5.0×10^{-2} mol / L の水酸化カリウム水溶液の pH として，最も近い値はどれか。ただし，水酸化カリウムの電離度は 1.0 であり，水溶液の温度は 25 ℃ とする。

① 10.0　② 10.5　③ 11.2　④ 11.8　⑤ 12.0
⑥ 12.3　⑦ 12.7　⑧ 13.3　⑨ 13.7　⑩ 14.0

【Ⅲ】 つぎの文章を読んで，以下の問いに答えよ。

　一定量の気体の体積 V は圧力 p に反比例し，絶対温度 T に比例する。これをボイル・シャルルの法則と呼ぶ。

$$V = c\frac{T}{p} \quad (c \text{ は定数}) \cdot \cdot \cdot \cdot \cdot \cdot \cdot \cdot \cdot \quad (1)$$

　一方，1 mol あたりの気体の体積 v〔L/mol〕は，0 ℃，1.013×10^5 Pa で 22.4 L/mol になる。これらの値をボイル・シャルルの法則の (1) 式に代入して，定数 c を求めると次のようになる。

$$c = \frac{pv}{T} \fallingdotseq 8.31 \times 10^3 \frac{\text{Pa} \cdot \text{L}}{\text{K} \cdot \text{mol}} \cdot \cdot \cdot \cdot \cdot \quad (2)$$

　この c の値は，気体 1 mol について，その種類，圧力，体積および温度に関係なく一定であるので，これを気体定数といい，記号 R で表す。気体定数 R を用いて (2) 式を表すと (3) 式が得られる。

$$pv = RT \cdot \cdot \cdot \cdot \cdot \cdot \cdot \cdot \cdot \cdot \cdot \cdot \cdot \quad (3)$$

　さらにアボガドロの法則から，同温・同圧の気体の体積 V は，その物質量 n〔mol〕に比例し，1 mol あたりの気体の体積 v の n 倍である。これを (3) 式に代入すると，つぎの気体の状態方程式 (4) 式が導かれる。

$$pV = nRT \cdot \cdot \cdot \cdot \cdot \cdot \cdot \cdot \cdot \cdot \cdot \cdot \quad (4)$$

　(4) 式を用いると，圧力 p，体積 V，質量 m および温度 T の値がわかれば，モル質量 M〔g/mol〕を算出できるので，気体の分子量がわかる。また，気体の質量 m〔g〕は気体の密度 ρ〔g/L〕と気体の体積 V〔L〕から，$m = \rho V$ と表すことができるので，圧力，温度，密度の値からも分子量が求められる。

問15 つぎの記述のうち，正しいものはどれか。

a　圧力を一定に保ったまま温度を絶対零度0Kに近づけると，理想気体の体積は限りなく0（ゼロ）に近づく。

b　理想気体は，分子間力や分子自身の大きさが存在する仮想の気体である。

c　実際に存在する気体は，一般に，高温・低圧ほど理想気体に近いふるまいをする。

　①　aのみ　　②　bのみ　　③　cのみ　　④　(a, b)　　⑤　(a, c)　　⑥　(b, c)

問16　(4) 式の気体の状態方程式について，（ア）と（イ）の関係を表すグラフとして，正しい組合せはどれか。

（ア）圧力pと体積Vが一定のときの物質量n（x）と絶対温度T（y）の関係を示すグラフ

（イ）物質量nと体積Vが一定のときの圧力p（x）と絶対温度T（y）の関係を示すグラフ

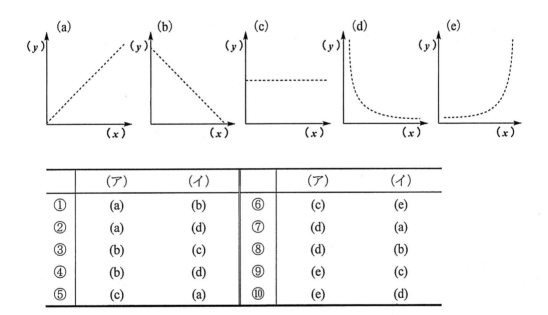

	（ア）	（イ）		（ア）	（イ）
①	(a)	(b)	⑥	(c)	(e)
②	(a)	(d)	⑦	(d)	(a)
③	(b)	(c)	⑧	(d)	(b)
④	(b)	(d)	⑨	(e)	(c)
⑤	(c)	(a)	⑩	(e)	(d)

問 17 ある揮発性物質 B 4.8 g を完全に気体にしたところ，77 ℃，1.0×10^5 Pa において，体積は 2.4 L であった。この物質 B の分子量はいくつか。最も近い値はどれか。

 ① 17   ② 28   ③ 30   ④ 34
 ⑤ 44   ⑥ 46   ⑦ 58   ⑧ 71

問 18 ある揮発性物質 C を完全に気体にしたところ，その蒸気の密度は 87 ℃，6.0×10^4 Pa で 1.77 g / L であった。この物質 C の分子量はいくつか。最も近い値はどれか。

 ① 32   ② 46   ③ 58   ④ 60
 ⑤ 72   ⑥ 74   ⑦ 80   ⑧ 88

問 19 二酸化炭素 CO_2 と酸素 O_2 からなる混合気体の密度は，標準状態で 1.83 g / L であった。このとき，CO_2 と O_2 の物質量の比（$CO_2 : O_2$）として正しいものはどれか。

 ① (5 : 1)   ② (4 : 1)   ③ (3 : 1)   ④ (2 : 1)
 ⑤ (1 : 1)   ⑥ (1 : 2)   ⑦ (1 : 3)   ⑧ (1 : 4)

【Ⅳ】　炭素，水素および酸素からなるベンゼン環をもつ化合物 A ～ D について，(1) ～ (5) の実験結果を得た。以下の問いに答えよ。

実験結果 (1)　化合物 A は水に少し溶けて弱酸性を示し，その水溶液に塩化鉄 (Ⅲ) 水溶液を加えると紫色を呈した。

実験結果 (2)　ベンゼンスルホン酸ナトリウムを固体の水酸化ナトリウムと共に 300 ℃ でアルカリ融解させた後，酸性にすると化合物 A を生じた。

実験結果 (3)　化合物 A に無水酢酸を反応させると，化合物 B が得られた。

実験結果 (4)　化合物 A と水酸化ナトリウム水溶液の反応によって生じた塩に，高温・高圧で二酸化炭素を反応させたのちに酸性にすると，化合物 C が得られた。

実験結果 (5)　化合物 C にメタノールと少量の濃硫酸 (触媒) を反応させると，消炎鎮痛剤として外用塗布薬に用いられる化合物 D を生じた。

問20　化合物 A はつぎのどれか。

① アニリン　　　② フェノール　　　③ ニトロベンゼン
④ 安息香酸　　　⑤ トルエン　　　　⑥ サリチル酸

問21　下線部の反応は何とよばれているか。

① ジアゾ化　　　② ニトロ化　　　③ アセチル化
④ スルホン化　　⑤ けん化　　　　⑥ アミノ化

問22　化合物 C において，ベンゼン環に結合した官能基の位置の違いによる構造異性体は化合物 C を含めいくつあるか。

① 2　　　② 3　　　③ 4　　　④ 5　　　⑤ 6　　　⑥ 7

問23　化合物 A ～ D のうち，炭酸水素ナトリウム水溶液と反応して塩をつくり溶解するものはどれか。

① A のみ　　　② B のみ　　　③ C のみ　　　④ D のみ
⑤ A と B　　　⑥ A と D　　　⑦ B と C　　　⑧ C と D

問 24　化合物 B の構造式はどれか。

問 25　化合物 D の構造式はどれか。

【問 24, 25 の解答群】

①

OCOCH$_3$

②

COOCH$_3$

③

NHCOCH$_3$

④

COCH$_3$

⑤

CH$_2$COCH$_3$

⑥

COOH

⑦

OH
COOH

⑧

OCOCH$_3$
COOH

⑨

OH
COOCH$_3$

英　語

解答　　　3年度

I

問1

〔解答〕

③

〔出題者が求めたポイント〕

題名選択

〔解答のプロセス〕

本文の主題は、第一、二段落に示されているように、「空飛ぶ車」という人類の夢を実現する日本企業の話なので、③「日本企業が空飛ぶ車の実験に成功」が正解。

問2

〔解答〕

⑴　④

⑵　④

〔出題者が求めたポイント〕

下線部言い換え（英語）

〔解答のプロセス〕

⑴　modest「（質・程度などが）あまり大きくない」＝ ④「大きくなく複雑でもない」

⑵　commercial「商業の、営利的な」＝ ④「商品の売買に関わる、または用いられる」

問3

〔解答〕

⑴　①

⑵　①

⑶　④

〔出題者が求めたポイント〕

空所補充（語彙・文脈）

〔解答のプロセス〕

⑴　do away with ~「～を取り除く」

⑵　前文の did not go well と後文の has improved の対比なので、逆接関係。

⑶　compare A to B「A を B に例える」

問4

〔解答〕

⑴　③

⑵　⑤

〔出題者が求めたポイント〕

語句整序

〔解答のプロセス〕

完成した文章

（"Of the world's more than 100 flying car projects, only a) handful has succeeded with a person o board"

a handful「少量、少数」、元の形は a handful of the world's more than 100 flying car projects「百社以上ある世界の飛行プロジェクトのごく少数が」、with a person on board「人を乗せた状態で」の with＋(目的語)＋(補語)の

付帯状況を表す構文

問5

〔解答〕

⑴　③

⑵　④

〔出題者が求めたポイント〕

下線部言い換え（日本語）

〔解答のプロセス〕

⑴　be among ~「～の中にある」、to overcome before selling them to the public が 直 前 の the main problems を修飾している「それらを一般向けに販売する前に克服すべき主要な問題」

⑵　note ~「～に特に言及する」、possible uses for ~「～のための可能な利用法 → ～に利用できる可能性」、connecting faraway areas「遠く離れた地域を結び付けること」、providing transportation in disaster「災害における輸送手段を提供すること」

〔全文訳〕

　空飛ぶ車を人は長いこと夢見てきた。日本の SkyDrive 社はそのような乗り物の有人飛行の実験を行い、ささやかではあるが成功した。これは世界中にある、車を飛ばすプロジェクトの一つに過ぎない。

　記者に見せたビデオの中で、プロペラ付きのオートバイのような乗り物は地面から2メートルの高さまで上昇した。それは保護された場所の中を4分間にわたって円を描いて飛んだ。

　この空飛ぶ乗り物を 2030 年までには実用化したいと、SkyDrive 社の代表は言った。しかし、安全性についても彼は言及した。「100 社以上ある世界の飛行プロジェクトのうち、成功したのはごく少数だけです。」と彼は AP 通信社に語った。

　「多くの人がこれに乗りたいと思い、そして安全だと感じてほしいと思います。」

　現在までのところ、この乗り物の飛行時間は5～10分に過ぎないが、30 分まで延びれば、もっと大きな可能性が開けてくる。たとえば、中国のような場所への輸出の可能性である。

　飛行機やヘリコプターと違い、eVTOL（電動垂直離着陸機）は、一般的に、場所から場所へのピンポイントでの素早い移動を可能にする。飛行場や交通渋滞や操縦士の費用に対処する必要がなくなる可能性がある。そのような乗り物は操縦士なしで飛べるからだ。

　それらを一般向けに販売する前に解決しなければならない主要な問題の中には、バッテリーの大きさや航空交通管制などの問題がある。

　「やるべきことがたくさんあります」と、カーネギーメロン大学ロボット工学研究所の教授は言った。彼はペンシルベニア州ピッツバーグの Near Earth Autonomy 社の立ち上げを手伝った。この会社もまた eVTOL の開発会社である。

「もしそれらが1000万ドルしたら、誰も買わないでしょう。飛行時間が5分間でも、買う人はいないでしょう。」と彼は言った。

SkyDrive社による空飛ぶ車は、2012年ボランティアプロジェクトとして始まった。そのプロジェクトは、自動車会社のトヨタ、電子関連会社のパナソニック、ビデオゲーム製作会社のバンダイナムコなどの日本企業から財政支援を受けた。

3年前の飛行実験はうまくいかなかった。しかし、その後空飛ぶ車の技術は向上し、プロジェクトは日本政策投資銀行などから、3700万ドルの追加の資金援助を得た。

日本政府は、2030年代までのビジネスサービスのための「ロードマップ」で、その未来計画への支援を表明している。

目標は、2030年代までの空飛ぶ車の営利的使用の拡大である。日本政府は、遠く離れた地域同士をつないだり、災害時の輸送手段を提供したりするのに利用できる可能性についても言及している。

専門家はそれらの空飛ぶ車に関する興奮をライト兄弟から始まった航空業やフォードTモデルに始まる自動車産業に例えている。

ドイツのLilium社、カリフォルニアのJoby Aviation社、そしてWisk社(ボーイング社とキティ・ホーク社を含む共同事業)もまたeVTOLに取り組んでいる。飛行機、携帯電話、自動運転の車も受け入れられるまでは時間がかかったと、キティ・ホーク社のCEOは言った。

「しかし、技術を人々が受け入れるまでの時間は、eVTOLにとってずっと縮まっている。」と言った。

II
〔解答〕
問1　③
問2　③
問3　②
問4　③
問5　①
問6　④
問7　④
問8　④
問9　②
問10　③
〔出題者が求めたポイント〕
文法語法・語彙(選択)
〔解答のプロセス〕
問1　to the point where ~「(結果として)~な点に至る」where は the point を先行詞とする関係副詞
問2　(　) + V ~ の形から、空所に主格の関係代名詞が入り、先行詞が前文(She ~ sweets)なので非制限用法の which
問3　第四文型動詞 cost の語法は、cost + somebody + life「(人)から(命)を奪う」

問4　make an attempt to (V) ~「~しようと(努力)する」
問5　blame A for B「A を B(の理由)で非難する」
問6　He ~ lecture, (　) ... 空所の前の部分が完全文になっているので、空所以下の部分は副詞な働きをする分詞構文
問7　come down with ~「(病気など)にかかる」
問8　(　)の直後に無冠詞の名詞がきているので、所有格。the person whose baggage was lost「荷物を失くした人」
問9　know の目的語がない不完全文なので、all を先行詞とする関係代名詞 that、That's all that I know about ~「~について私が知っているのはそれだけだ」
問10　six out of 20「20 のうちの 6 つ」

III
〔解答〕
(1)　①
(2)　①
(3)　④
(4)　④
(5)　①
〔出題者が求めたポイント〕
共通語句選択
〔解答のプロセス〕
(1)　B) up in the air「未決定で」
(2)　A) clean off A from B「B から A をとる、除く」
　　 B) come clean「真実を話す、白状する」
(3)　A) bring ~ to terms「~を仲直りさせる、折り合いをつけさせる」
　　 B) in terms of ~「~の観点から、」
(4)　A) observe that ~「~だと述べる」
　　 B) observe the rules「規則を遵守する」
(5)　A) boil「(水が)沸騰する」
　　 B) boil down to ~「~に帰着する、結局~ということになる」

IV
〔解答〕
(1)　②
(2)　①
(3)　①
〔出題者が求めたポイント〕
同意文完成
〔解答のプロセス〕
(1)　A) formerly「以前は」、B) used to (V) ~「以前は~だった」
(2)　A) put on ~「~を催す」、B) hold「~を催す」
(3)　A) be wanting in ~「~に欠けている」、B) be lacking in ~「~に欠けている」

Ⅴ

〔解答〕

問1　④-⑦
問2　①-③
問3　⑨-⑥

〔出題者が求めたポイント〕

整序問題(語句)

〔解答のプロセス〕

問1　(Special care) should be given to ensure the safety and peace (of mind of test takers).

give care (to ~)「(~に)気を配る」、ensure ~「~を守る」、peace of mind「心の安らぎ」

問2　(The virus has changed the way we live, as the world) comes to a standstill (and many countries lock down their cities to) stop the virus from spreading (further).

come to a standstill「行き詰る」、stop + O + from (V) ing「O が~するのを妨げる」

問3　(Schools have introduced remote online learning to) help children continue to study. (But in some countries, children) lack the computers or internet connection needed (to benefit from these programs).

help + O + (V) ~「O が~するのを助ける」、continue to ~「~し続ける」、lack ~「~を欠いている」

化　学

解答　　　　　3年度

Ⅰ

〔解答〕

問1　④
問2　⑦
問3　⑥
問4　⑧
問5　④
問6　⑨
問7　⑨

〔出題者が求めたポイント〕

化合物と混合物，混合物の分離，単体，同素体，炎色反応，絶対温度，化学変化

〔解答のプロセス〕

問1　何種類かの物質が混ざっている物質を混合物といい，ほかの物質が混ざっていない物質を純物質という。純物質のうち，1種類の元素から構成されている物質を単体，2種類以上の元素からできている物質を化合物という。

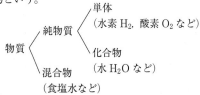

塩酸，砂糖水のような水溶液は混合物である。ガソリンや灯油，軽油や重油といった石油系は混合物である。

問2　混合物の分離方法には次のものがある。

分離方法	操作
ろ過	ろ紙などを用いて，固体が混じっている液体を固体と液体に分離する操作。
蒸留	液体とほかの物質の混合物を加熱して沸騰させ，生じた蒸気を冷却することにより，もとの溶液から液体を分離する操作。
分留	2種類以上の液体の混合物を，蒸留によって各成分に分離する操作。
昇華	昇華しやすい物質を含む固体の混合物を加熱し，分離・精製する方法。
抽出	混合物に特定の溶媒を加えて，目的物質だけを溶かし出して分離する操作。
再結晶	溶媒に溶解する物質の量が温度によって異なることを利用し，固体物質に含まれる少量の不純物を除いて目的となる物質の結晶を得る操作。
ペーパークロマトグラフィー	混合物が溶媒とともにろ紙上を移動するとき，物質による吸着力の違いで移動速度が異なることを利用して混合物を各成分に分離する操作。

問3　ダイヤモンドはCのみからなる単体，オゾンの化学式は O_3 なので，Oのみからなる単体である。なお，ミョウバンは $AlK(SO_4)_2 \cdot 12H_2O$ であらわされ，硫酸アルミニウムと硫酸カリウムの混合水溶液を濃縮することで得られる。

問4　同素体とは，同じ元素の単体で性質の異なる物質でS，C，O，Pなどに存在する。

問5　主な元素の炎色反応は次のとおりである。
　　Li(赤)，Na(黄)，K(赤紫)，Cu(青緑)，Ca(橙赤)，Sr(紅)，Ba(黄緑)

問6　絶対温度 T〔K〕＝セルシウス温度 t〔℃〕＋273

問7　化学変化(化学反応)とは，物質の種類が変わる変化のことで，物理変化とは，物質そのものは変化せず，物質の状態だけが変わる変化のことである。cは鉄が酸化されて別の物質に，eは水が水素と酸素に分解される。

Ⅱ

〔解答〕

問8　⑧
問9　②
問10　⑤
問11　③
問12　①
問13　⑦
問14　⑦

〔出題者が求めたポイント〕

酸と塩基の性質，ルシャトリエの原理，物質量，中和の量的関係，弱酸のpH，強塩基のpH

〔解答のプロセス〕

問8　a　(誤)pH7の水溶液は$[H^+]＝[OH^-]$の水溶液である。

　　b　(誤)ブレンステッド・ローリーの定義では，H^+を与える分子やイオンを酸と定義し，H^+を受け取る分子やイオンを塩基と定義している。

　　c　(正)中和熱は発熱反応であるため，
　　　$H^+ + OH^- ＝ H_2O$(液)$＋56kJ$
　　とあらわせる。つまり，逆反応の水の電離は吸熱反応である。

　　d　(正)価数では決まらない。

　　e　(誤)cより，水の電離は吸熱反応である。ルシャトリエの原理より，温度を高くすると，温度を下げる吸熱の方向(電離の方向)に平衡が移動するためK_wの値は大きくなる。

問9　水酸化マグネシウム $Mg(OH)_2$ 1個は Mg^{2+} 1個と OH^- 2個から構成される。つまり，イオンの総数を3分の1倍した個数が $Mg(OH)_2$ の個数である。よって，$1.22×10^{24}$ 個の $Mg(OH)_2$ の質量(モル質量58g/mol)を求めればよい。

$$\frac{1.22 \times 10^{24}}{6.02 \times 10^{23}} \times 58 = 117.54\,\mathrm{g}$$

問10〜問14　$\mathrm{CH_3COOH}$ の濃度を $c\,(\mathrm{mol/L})$，電離度を $\alpha\,(\alpha < 1)$ とすると，

	$\mathrm{CH_3COOH}$	$\rightleftharpoons$ $\mathrm{CH_3COO^-}$	$+$ $\mathrm{H^+}$
電離前	c	0	0
変化量	$-c\alpha$	$+c\alpha$	$+c\alpha$
電離平衡時	$c(1-\alpha)$	$c\alpha$	$c\alpha$

$$K_a = \frac{[\mathrm{CH_3COOH^-}][\mathrm{H^+}]}{[\mathrm{CH_3COOH}]} = \frac{(c\alpha)^2}{c(1-\alpha)} \fallingdotseq c\alpha^2$$

$$\alpha = \sqrt{\frac{K_a}{c}} \qquad \cdots ①$$

$$[\mathrm{H^+}] = c\alpha = \sqrt{cK_a} \qquad \cdots ②$$

問10　a （誤）上記①の式より，電離定数 K_a は一定なので，濃度が小さいほど，電離度は大きくなる。

c　（誤）ホールピペットやビュレットに水が残っていると濃度が変わってしまい，正確な測定ができなくなってしまうので共洗いを行う。コニカルビーカーやメスフラスコでは水が残っていても物質量は変わらないので，水が残ったまま用いてもよい。

問11　弱酸と強塩基の中和滴定なので，中和点は塩基性側に偏る。よって，指示薬は，変色域を塩基性側にもつフェノールフタレインを用いる。

問12　酢酸のモル濃度を $x\,(\mathrm{mol/L})$ とおく。中和の量的関係より，次の式が成り立つ。

$$x \times \frac{20}{1000} \times 1 = 5.0 \times 10^{-2} \times \frac{16}{1000} \times 1$$

$$x = 4.0 \times 10^{-2}\,\mathrm{mol/L}$$

問13　$[\mathrm{H^+}]$＝価数×モル濃度×電離度に代入する。

$$[\mathrm{H^+}] = 1 \times 4.0 \times 10^{-2} \times 2.5 \times 10^{-2} = 10^{-3}$$

$$\mathrm{pH} = -\log_{10}[\mathrm{H^+}] = 3.0$$

問14　$[\mathrm{OH^-}]$＝価数×モル濃度×電離度に代入する。

$$[\mathrm{OH^-}] = 1 \times 5.0 \times 10^{-2} \times 1 = 5.0 \times 10^{-2}$$

$$\mathrm{pOH} = -\log_{10}[\mathrm{OH^-}] = 2 - \log_{10}\frac{10}{2}$$

$$= 2 - (1 - \log_{10}2) = 1.3$$

25℃では，$\mathrm{pH} + \mathrm{pOH} = 14$ より，$\mathrm{pH} = 12.7$

Ⅲ
〔解答〕
問15　⑤
問16　⑦
問17　⑦
問18　⑧
問19　③
〔出題者が求めたポイント〕
理想気体と実在気体，気体の状態方程式，密度，平均分子量
〔解答のプロセス〕
問15　b　（誤）理想気体は，分子自身の大きさがなく，分子間力がはたらかないと考えた仮想的な気体のこと

である。

c　（正）高温・低圧条件で理想気体に近いふるまいをする。

問16　$pV = nRT$ の式を変形する。

$$(ア)\quad T = \frac{pV}{R} \times \frac{1}{n}$$

$\dfrac{pV}{R}$ は定数とみなすことができるので，n と T には反比例の関係がある。

$$(イ)\quad T = \frac{V}{nR} \times p$$

$\dfrac{V}{nR}$ は定数とみなすことができるので，p と T には比例の関係がある。

問17　分子量を M とおく。気体の状態方程式に代入すると次の式が成り立つ。

$$1.0 \times 10^5 \times 2.4 = \frac{4.8}{M} \times 8.31 \times 10^3 \times (77 + 273)$$

$$M = 58.17$$

問18　分子量を M とおく。密度が $1.77\,\mathrm{g/L}$ なので $1\,\mathrm{L}$ の質量が $1.77\,\mathrm{g}$ である。これらを気体の状態方程式に代入すると次の式が成り立つ。

$$6.0 \times 10^4 \times 1.0 = \frac{1.77}{M} \times 8.31 \times 10^3 \times (87 + 273)$$

$$M = 88.25$$

問19　混合気体の体積 $22.4\,\mathrm{L}$ の質量は $1.83 \times 22.4 = 40.992\,\mathrm{g}$ である。$\mathrm{CO_2}$ と $\mathrm{O_2}$ の物質量の比を $1:x$ とすると，次の式が成り立つ〔$22.4\,\mathrm{L}\,(1\,\mathrm{mol})$ で考えているので，質量は分子量とみなすことができる〕。

$$44 \times \frac{1}{1+x} + 32 \times \frac{x}{1+x} = 40.992$$

$$x = 0.33$$

よって，$1 : 0.33 \fallingdotseq 3 : 1$

Ⅳ
〔解答〕
問20　②
問21　③
問22　②
問23　③
問24　①
問25　⑨
〔出題者が求めたポイント〕
フェノールの合成，サリチル酸の合成，サリチル酸メチル
〔解答のプロセス〕
問20　ベンゼンからベンゼンスルホン酸を経由してフェノールを合成する方法は次のとおりである。

よって，化合物 A はフェノールである。

問21　実験結果(3)では次の反応が起こる。なお，網掛け部分をアセチル基といい，この反応は，アセチル基が導入されているのでアセチル化である。

問22　実験結果(4)では次の反応が起こり，サリチル酸が得られる。

官能基の位置が o 位，m 位，p 位の位置によって3種類の構造異性体が考えられる。

問23　実験結果(5)では次の反応が起こり，サリチル酸メチルが得られる。

酸の強さは，「硫酸・塩酸・スルホン酸 > カルボン酸 > 炭酸 > フェノール類」である。強い酸のほうが塩になるので，炭酸よりも強い酸であるカルボン酸が炭酸水素ナトリウムと反応する。よって，炭酸水素ナトリウムと反応して塩をつくるものは，カルボキシ基をもつ化合物 C のみである。

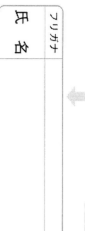

東北医科薬科大学 入学試験 解答用紙

外国語

氏名、フリガナを記入しなさい

フリガナ

氏　名

受験番号を記入し、さらにその下のマーク欄にマークしなさい

受験番号

万	千	百	十	一

マーク例

良い例 ●

悪い例 ◉ ◑ ✕

【注意事項】
1. 訂正は、消しゴムできれいに消し、消しくずを残してはいけません。
2. 所定欄以外にはマークしたり、記入したりしてはいけません。
3. 汚したり、折り曲げたりしてはいけません。

解答欄 （解答番号 1〜20、1〜10）

解答欄 （解答番号 21〜40、1〜10）

解答欄 （解答番号 41〜60、1〜10）

氏名、フリガナを記入しなさい

フリガナ

氏名

受験番号を記入し、さらにその下の
マーク欄にマークしなさい

受験番号

| 万 | 千 | 百 | 十 | 一 |

東北医科薬科大学　入学試験　解答用紙

数学

マーク例

良い例	悪い例
●	◐ ◑ Ⓧ

【注】1. 訂正は、消しゴムできれいに消し、消しくずを残してはいけません。
2. 所定欄以外にはマークしたり、記入したりしてはいけません。
3. 汚したり、折り曲げたりしてはいけません。

I 解答欄

II 解答欄

III 解答欄

東北医科薬科大学　入学試験　解答用紙

理科

令和2年度

問　題　と　解　答

英　語

問題
(50分)

2年度

【Ⅰ】次の英文を読み、問い（問1〜4）に答えよ。

The documentary film "*Odayaka na Kakumei" (Gentle Revolution) depicts the efforts of communities to revitalize themselves with nature's gifts — trees, water and sunlight.

I visited the *Itoshiro district of *Gujo, Gifu Prefecture, one of the featured communities.　Nestled at the foot of the Hakusan mountain range between the Hokuriku and Tokai regions, Itoshiro is regaining vitality through a small-scale hydroelectric generation project.

Itoshiro thrived in the past as a base for pilgrims visiting Mount *Hakusan, which is (1)revered as a sacred peak.

It was a bustling community with "inns hosting 1,000 visitors, with another 1,000 ascending the mountain and a further 1,000 descending" on any given day.　But after years of young people leaving the town (2)for good, Itoshiro's population dipped to 270 souls in about 110 households.

(3)Harnessing the waters originating in Mount Hakusan was the catalyst for the community's revival.　Akihide Hirano, 42, proposed kick-starting the local economy by (4)generating electricity with water wheels and selling surplus power to major utilities.

A native of the city of Gifu and formerly a management consultant with a foreign-affiliated company, Hirano had many successes behind him involving large-scale commercial facilities in the greater Tokyo area.

"I kept feeling a sense of futility because (5)what I was doing boiled down to participating in cutthroat competition to attract customers and boost the bottom line," he said.

Wanting (6)[① a　② contribute to　③ in　④ serves　⑤ that ⑥ society　⑦ to　⑧ way] others and promotes the common good, he started visiting Itoshiro regularly in 2007, and relocated there for years later.

The hydroelectric generation venture helped (7) the local farm produce processing factory that had been idle.　A large-scale generator was installed with capital provided by local residents.　After the power generated became enough to (8)meet all local household needs, the venture was able to make a profit selling the surplus power.

Today, about 800 people visit Itoshiro annually to see the process for themselves.　And the community has started attracting a (9)steady stream of new residents.

Some communities in the nation are raising farm produce for local consumption.　I believe an era is approaching when this will apply to energy production and consumption as well.

The (10)stark realities of the Fukushima nuclear disaster have made innumerable people want to stop being uncritical buyers and consumers of electricity from conventional utilities.

注*：Odayaka na Kakumei :おだやかな革命（映画）　／　Itoshiro：石徹白地区　／　Gujo：郡上市　／　Hakusan：白山

問1　本文中の下線部(1)、(3)、(8)、(9)、(10)の単語の意味に最も近いものを①〜④の中から一つ選び、その番号をマークせよ。

(1)　下線部(1)revered　　1
　　① denied　② disappointed　③ frightened　④ respected

(2)　下線部(3)Harnessing　　2
　　① Drinking　② Polluting　③ Using　④ Wasting

(3)　下線部(8)meet　　3
　　① create　② emphasize　③ feel　④ fulfill

(4)　下線部(9)steady　　4
　　① constant　② meandering　③ rapid　④ sluggish

(5)　下線部(10)stark　　5
　　① favorable　② harsh　③ impressive　④ limited

問2　下線部(6)の[　　]内の①〜⑧の語句を意味が通るように並べ替え、5番目に来るものの番号をマークせよ。　　6

問3 本文中の空欄(7)に入る最も適当な語を①〜④の中から一つ選び、
その番号をマークせよ。　7

　① revive　② revived　③ reviving　④ to reviving

問4 本文中の下線部(2)、(4)、(5)の意味として最も適当なものを①〜④の中
から一つ選び、その番号をマークせよ。

(1) 下線部(2)for good　8
　① 利益のために　② 永久に
　③ 善い行いのために　④ 仕事のために

(2) 下線部(4)generating electricity　9
　①発電すること　②充電すること　③放電すること　④漏電すること

(3) 下線部(5)what I was doing boiled down to participating in cutthroat
competition to attract customers and boost the bottom line　10
　①究極のところ私が心底望んでいたのは、厳しい競争に参加して、顧客
を満足させ、利益を伸ばすことでした
　②突き詰めて考えると、私は顧客を集めて利益を伸ばすために、厳しい
競争に加わっていただけでした
　③私がやっていたことが行き詰まった結果、顧客を満足させて利益を伸
ばすために厳しい競争に加わらざるを得なくなりました
　④私がやっていたことは、厳しい競争の中で冷静さを取り戻し、顧客を
集めて利益を伸ばすことでした

【Ⅱ】次の問い（問 1〜10）の英文中の空欄(11)〜(20)に入る
最も適当なものを①〜④の中から一つ選び、その番号をマークせよ。

問 1 She (11) her mother in character.
① had been resembling ② has been resembled
③ is resembled ④ resembles

問 2 Please call me as soon as he (12).
① arrived ② arrives ③ is arriving ④ will arrive

問 3 I'll be there (13) twenty minutes.
① at ② in ③ on ④ past

問 4 I was playing the piano and suddenly noticed that three hours had
(14).
① elapsed ② left ③ spent ④ run

問 5 After Mary washed the cups, she put them upside (15) on the
kitchen counter to dry.
① around ② back ③ down ④ in

問 6 However (16), be sure to call me tonight.
① late you may be ② may be late you
③ you may be late ④ you may to be late

問 7 He can afford (17) the money for a world cruise.
① either the time and ② either the time nor
③ neither the time and ④ neither the time nor

問 8 I have nothing particular to mention (18) this matter.
① as long as ② take part in ③ to be sure ④ with regard to

問9 Some are called good talkers, and (19) good listeners.
  ① another ② other ③ others ④ they

問10 If it should rain tomorrow, I will (20) my departure till next week.
  ① bring about ② make sure ③ put off ④ take in

【Ⅲ】 次の問い(1)～(5)の下線部①～④のうち、語法上誤りのある箇所を一つ選び、その番号をマークせよ。なお、間違いがない場合は⑤をマークせよ。

(1) (21)
  ①No sooner had she sat down ②at his desk ③than she ④hit on the solution to her problem.

(2) (22)
  ①Many a ②student ③have made ④the same mistakes.

(3) (23)
  He doesn't ①play ②tennis ③as well as he ④was used to.

(4) (24)
  If you refuse ①doing your homework, you ②will be ③likely to fail ④the final test.

(5) (25)
  They ①have been waiting ②for hours and must feel ③frustrated, but they appear ④calm.

【Ⅳ】　次の(1)〜(5)において、二つの文の意味がほぼ同じ意味になるように、(　　)内の①〜④の中から最も適当なものを一つ選び、その番号をマークせよ。

(1)　26

The percentage of students going on to graduate school has peaked.
The percentage of students going on to graduate school (① has stopped decreasing ② has stopped increasing ③ is decreasing ④ is increasing).

(2)　27

Those who try hard will come out ahead.
Efforts will be (① criticized ② ignored ③ inherited ④ rewarded).

(3)　28

A brake has been applied to the dollar's appreciation.
The dollar's rise has been (① continuing ② halted ③ interacted ④ predicted).

(4)　29

Market prices have fallen for six consecutive months.
Market prices have fallen for six months (① continuing ② running ③ succeeding ④ postponing).

(5)　30

There is a probability that this bird is already extinct.
It is (① like ② liked ③ likelihood ④ likely) that this bird is already extinct.

【Ⅴ】 次の問い（問1〜5）の日本語の文の意味に合うように[   ]内の語句を並べ替えて意味の通る英文を作り、空欄（ 31 ）〜（ 40 ）に入るものを一つ選び、その番号をマークせよ。

問1 春休みを利用して、海外へ旅行しましょう。
Let's (   ) (31) (   ) (32) (   ) (   ) abroad.
[① advantage ② of ③ take ④ the spring vacation
⑤ to ⑥ travel]

問2 現代において、スマートフォンが欠かせないものであることは否定できない。
It cannot (   ) (33) (   ) (   ) (   ) (34)
(   ) smartphones in our modern life.
[① be ② cannot ③ denied ④ do ⑤ that ⑥ we
⑦ without]

問3 彼は、ひどく混乱していたために善悪の区別をつけることができなかった。
He (   ) (   ) (35) (   ) (   ) (36) (   )
wrong.
[① distinguish ② from ③ right ④ to ⑤ too ⑥ upset
⑦ was]

問4 私は身に覚えのないことで非難されている。
I am being blamed (   ) (   ) (37) (   ) (   )
(38) (   ) (   ).
[① do ② for ③ have ④ I ⑤ nothing ⑥ something
⑦ to ⑧ with]

問5　彼女は、庭の雑草を全て取り除く効果的な方法を探しているところで
　　　ある。

She is (　　　) (　　　) (　39　) (　　　) (　　　) (　40　) (　　　)
(　　　) the weeds in her yard.

[① all　② an effective method　③ for　④ get　⑤ looking
　⑥ of　⑦ rid　⑧ to　]

化 学

問題
（50分）

2年度

必要ならば，つぎの数値を用いなさい。

原子量：H = 1，C = 12，O = 16，Cl = 35.5，Ca = 40

アボガドロ定数：$N_A = 6.02 \times 10^{23}$ / mol

水 H_2O のイオン積 $K_w = 1.0 \times 10^{-14}$ (mol / L)^2 (25 °C)

$\log_{10} 2 = 0.30$，$\log_{10} 3 = 0.48$，$\sqrt{2} = 1.4$，$\sqrt{3} = 1.7$

なお，気体はすべて理想気体であるものとし，その標準状態における体積は
22.4 L / mol とする。

【 I 】　つぎの文章を読んで，以下の問いに答えよ。

　　原子は，物質を構成する微粒子であり，その中心にある原子核と，そのまわりに存在するいくつかの ア から構成されている。原子核は，電荷をもつ イ と電荷をもたない ウ とからできているため，原子核は全体として エ の電荷をもっている。 ア は オ の電荷をもっており， ア 1個がもつ電荷と イ 1個がもつ電荷は，符号は異なるが，その絶対値は等しい。すなわち，原子に含まれる ア の数と イ の数は等しいので，原子全体では電気的に中性となる。

　　 イ と ウ の質量はほぼ等しく， ア の質量はそれらの約 1840 分の 1 である。そのため，原子の質量は原子核の質量にほぼ等しい。また，原子核に含まれている イ の数と ウ の数の和を質量数という。

問1　 ア ～ オ にあてはまる語句の正しい組合せはどれか。

	ア	イ	ウ	エ	オ
①	電子	陽子	中性子	正	負
②	電子	陽子	中性子	負	正
③	電子	中性子	陽子	正	負
④	電子	中性子	陽子	負	正
⑤	陽子	電子	中性子	正	負
⑥	陽子	電子	中性子	負	正
⑦	陽子	中性子	電子	正	負
⑧	陽子	中性子	電子	負	正
⑨	中性子	電子	陽子	正	負
⑩	中性子	電子	陽子	負	正

問2～8 つぎのa～eの原子について，以下の問いに答えよ。ただし，M1～M5 は仮の元素記号とする。

a $^{4}_{2}$M1   b $^{7}_{3}$M2   c $^{14}_{7}$M3   d $^{23}_{11}$M4   e $^{35}_{17}$M5

問2 第1イオン化エネルギーが最も大きいのはどれか。

問3 不対電子の数が3であるのはどれか。

問4 最も1価の陰イオンになりやすいのはどれか。

問5 価電子の数が0であるのはどれか。

【問2～5の解答群】
　① a　　　　　② b　　　　　③ c　　　　　④ d　　　　　⑤ e

問6 最外殻電子の数が同じであるのはどれとどれか。

問7 1つの原子の中で，陽子の数と中性子の数が同じであるのはどれとどれか。

問8 互いに同族元素であるのはどれとどれか。

【問6～8の解答群】
　① (a, b)　　② (a, c)　　③ (a, d)　　④ (a, e)　　⑤ (b, c)
　⑥ (b, d)　　⑦ (b, e)　　⑧ (c, d)　　⑨ (c, e)　　⑩・(d, e)

【Ⅱ】　以下の問いに答えよ。

問 9　水酸化カルシウム 3.7×10^{-1} g の物質量は何 mol か。最も近い値はどれか。

① 1.2×10^{-3}　② 2.5×10^{-3}　③ 5.0×10^{-3}　④ 6.5×10^{-3}　⑤ 1.0×10^{-2}
⑥ 1.2×10^{-2}　⑦ 2.5×10^{-2}　⑧ 5.0×10^{-2}　⑨ 6.5×10^{-2}　⑩ 1.0×10^{-1}

問 10　水酸化カルシウム 3.7×10^{-1} g に含まれる水酸化物イオンの数は何個か。
　　　最も近い値はどれか。

① 1.0×10^{20}　② 3.0×10^{20}　③ 5.5×10^{20}　④ 6.0×10^{20}　⑤ 3.0×10^{21}
⑥ 4.0×10^{21}　⑦ 6.0×10^{21}　⑧ 1.0×10^{22}　⑨ 2.5×10^{22}　⑩ 6.0×10^{22}

問 11　水酸化カルシウム 3.7×10^{-1} g を水に溶かして 0.25 L の水溶液にした。この水
　　　酸化カルシウム水溶液のモル濃度は何 mol / L か。最も近い値はどれか。

① 2.0×10^{-3}　② 2.5×10^{-3}　③ 5.0×10^{-3}　④ 8.0×10^{-3}　⑤ 1.0×10^{-2}
⑥ 2.0×10^{-2}　⑦ 2.5×10^{-2}　⑧ 4.0×10^{-2}　⑨ 5.0×10^{-2}　⑩ 1.0×10^{-1}

問 12　25 ℃ において，水酸化カルシウム 3.7×10^{-1} g を水に溶かして 0.25 L の水溶液
　　　にした。この水酸化カルシウム水溶液の 水素イオン指数 pH はいくらか。最も近
　　　い値はどれか。ただし，水酸化カルシウムは水溶液中で完全に電離しているもの
　　　とする。

① 1.4　　② 1.7　　③ 2.0　　④ 3.9　　⑤ 4.7
⑥ 10.0　⑦ 10.7　⑧ 11.3　⑨ 12.0　⑩ 12.6

問 13　20 % 塩酸（密度 1.1 g / cm^3）のモル濃度は何 mol / L か。最も近い値はどれか。

① 2.5×10^{-1}　② 7.5×10^{-1}　③ 1.5　　④ 2.0　　⑤ 2.5
⑥ 3.0　　⑦ 5.0　　⑧ 6.0　　⑨ 9.0　　⑩ 12

問14　25℃において，20％塩酸（密度 1.1 g / cm³）を水で1200倍に希釈した。この希釈した塩酸の水素イオン指数 pH はいくらか。最も近い値はどれか。ただし，塩化水素は水溶液中で完全に電離しているものとする。

① 1.4　　② 1.7　　③ 2.0　　④ 2.3　　⑤ 2.7
⑥ 3.0　　⑦ 3.5　　⑧ 4.1　　⑨ 4.5　　⑩ 4.7

【Ⅲ】　つぎの文章を読んで，以下の問いに答えよ。

　　原子・分子・イオンなどの構成粒子が，繰り返し規則正しく配列している固体を結晶という。そして結晶中の粒子の立体的な配列構造を結晶格子，結晶格子の最小の繰り返し単位を単位格子という。イオン結晶は多数の陽イオンと陰イオンがイオン結合で結びついた結晶であり，一般に融点が　ア　，外部からの力に　イ　。また，イオン結晶は固体の状態で電気伝導性が　ウ　。一方，金属結合でできている結晶を金属結晶という。金属結晶の多くは，同じ大きさの球を最も密に詰め込んだ構造，あるいは少し隙間のある結晶構造をとる。

　　金属結晶であるナトリウムは，下図（左）のような体心立方格子，すなわち単位格子は立方体で，その中心と各頂点にナトリウム原子が配列した構造をしている（○はナトリウム原子の中心位置を示す）。この単位格子の一辺の長さを a とすると，下図(右)の AC の長さは $\sqrt{2} \times a$，AG の長さは　エ　となる。なお，下図（右）のように結晶中の原子（●）は球形で，最も近い原子は互いに接しているものとすると，単位格子の一辺の長さから原子半径を求めることができる。すなわち，ナトリウムの結晶では，断面 AEGC に注目することで原子半径が求まる。

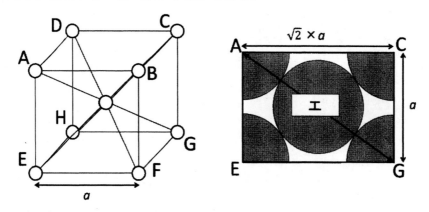

問15　　ア　～　ウ　にあてはまる語句の正しい組合せはどれか。

	ア	イ	ウ		ア	イ	ウ
①	高く	強い	ある	⑤	低く	強い	ある
②	高く	もろい	ある	⑥	低く	もろい	ある
③	高く	強い	ない	⑦	低く	強い	ない
④	高く	もろい	ない	⑧	低く	もろい	ない

問16　常温・常圧でナトリウムと同じ結晶構造である金属はどれか。

　　① Fe　　　② Ag　　　③ Mg　　　④ Al　　　⑤ Cu

問17　1個のナトリウム原子に隣接している他のナトリウム原子の数はいくつか。

問18　単位格子中に含まれるナトリウム原子の数はいくつか。

【問17，18の解答群】
　　① 2　　　　　② 3　　　　　③ 4　　　　　④ 6
　　⑤ 8　　　　　⑥ 10　　　　⑦ 12　　　　⑧ 14

問19　ナトリウム原子の原子半径を　エ　より求めると何nmか。最も近い値はどれか。ただし，下線部の a の長さを 4.0×10^{-1} nmとする。

　　① 1.2×10^{-1}　② 1.5×10^{-1}　③ 1.7×10^{-1}　④ 2.0×10^{-1}
　　⑤ 2.4×10^{-1}　⑥ 3.0×10^{-1}　⑦ 3.4×10^{-1}　⑧ 3.6×10^{-1}

問20　結晶に関するつぎの記述のうち，正しいものの組合せはどれか。

a　ドライアイスの中で二酸化炭素分子どうしを結び付けている力は分子間力である。

b　氷の結晶は隙間の多い構造をとるため，水が凝固して氷になると体積が増加する。

c　ダイヤモンドは正六角形を基本単位とする層状の平面構造を形成する。

d　体心立方格子の充填率（単位格子中の原子が占める体積の割合）は，面心立方格子のそれに比べ大きい。

　　① (a, b)　　② (a, c)　　③ (a, d)　　④ (b, c)　　⑤ (b, d)　　⑥ (c, d)

【Ⅳ】　つぎの文章を読んで，以下の問いに答えよ。

　炭素 C，水素 H，酸素 O のみからなる有機化合物の元素分析は，一般的に，下図（概略図）に示す吸収管 Ⅰ および Ⅱ を連結した燃焼管を用いた燃焼法で行う。

　まず，精製された試料の質量を精密に量った後，その試料を乾燥した酸素 O_2 を通しながら　ア　存在下で完全に燃焼させる。その際，生じた　イ　は　ウ　を充填した吸収管 Ⅰ に，また生じた　エ　は　オ　を充填した吸収管 Ⅱ にそれぞれ吸収させる。吸収管 Ⅰ と Ⅱ のそれぞれの質量の増加分から，　イ　と　エ　の質量を求めることで，試料中の H と C の質量を計算することができる。

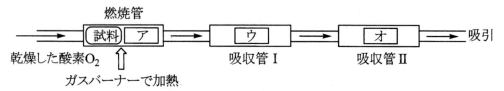

　C，H，O のみからなる有機化合物 A について，以下の実験 (1) 〜 (3) を行なった。

　実験 (1)　有機化合物 A 36.0 mg を完全燃焼させたところ，吸収管 Ⅰ は 43.2 mg，吸収管 Ⅱ は 79.2 mg の質量増加があった。

　実験 (2)　有機化合物 A 7.50 g をある温度ですべて気体にしたところ，その体積は標準状態に換算して 2.80 L であった。

　実験 (3)　有機化合物 A にヨウ素と水酸化ナトリウム水溶液を加えて反応させると，特有の臭気をもつ黄色沈殿が生じた。

問 21　ア　，　ウ　および　オ　にあてはまる物質として，最も適切な組合せはどれか。

	ア	ウ	オ
①	酸化銅 (I)	塩化カルシウム	ソーダ石灰
②	酸化銅 (I)	ソーダ石灰	水酸化ナトリウム
③	酸化銅 (I)	塩化ナトリウム	ソーダ石灰
④	酸化銅 (I)	塩化カルシウム	塩化ナトリウム
⑤	酸化銅 (I)	ソーダ石灰	塩化カルシウム
⑥	酸化銅 (II)	塩化カルシウム	ソーダ石灰
⑦	酸化銅 (II)	ソーダ石灰	水酸化ナトリウム
⑧	酸化銅 (II)	塩化ナトリウム	塩化カルシウム
⑨	酸化銅 (II)	塩化カルシウム	塩化ナトリウム
⑩	酸化銅 (II)	ソーダ石灰	塩化カルシウム

問 22　　イ　と　エ　にあてはまる物質として，最も適切な組合せはどれか。

		イ	エ			イ	エ
	①	二酸化炭素	酸素	⑤		酸素	水
	②	二酸化炭素	水	⑥		酸素	二酸化炭素
	③	水	酸素	⑦		水素	酸素
	④	水	二酸化炭素	⑧		水素	二酸化炭素

問 23　燃焼管に入れる　ア　の色として，最も適切なものはどれか。

① 白色　　　② 青色　　　③ 赤色　　　④ 黄色　　　⑤ 黒色

問 24　　ウ　と　オ　に関するつぎの記述のうち，正しいものの組合せはどれか。

a　　ウ　は潮解性がある。

b　　ウ　は石灰石や大理石の主成分である。

c　　オ　は　イ　も吸収する性質がある。

d　　オ　は重曹ともよばれ，胃の制酸剤などに利用される。

① (a, b)　　② (a, c)　　③ (a, d)　　④ (b, c)　　⑤ (b, d)　　⑥ (c, d)

問 25　有機化合物 A の分子量はいくらか。最も近い値はどれか。

① 44　　　　② 46　　　　③ 48　　　　④ 58

⑤ 60　　　　⑥ 68　　　　⑦ 74　　　　⑧ 88

問 26　有機化合物 A に関するつぎの記述のうち，正しいものの組合せはどれか。

a　A を硫酸酸性の二クロム酸カリウム水溶液で酸化したときに得られる化合物は，ヨードホルム反応を呈する。

b　A には，A を含め 3 種の異性体が存在する。

c　A は酢酸カルシウムを熱分解（乾留）することで得られる。

d　1 mol の A に十分な量のナトリウムの単体を加えると，2 mol の水素 H_2 が発生する。

① (a, b)　　② (a, c)　　③ (a, d)　　④ (b, c)　　⑤ (b, d)　　⑥ (c, d)

英　語

解答

2年度

推　薦

I

問1

〔解答〕

(1)　④
(2)　③
(3)　④
(4)　①
(5)　②

〔出題者が求めたポイント〕
下線部言い換え(英語)

〔解答のプロセス〕

(1)　revere ～「～を崇敬する」= respect ～「～を尊敬する」
(2)　harness ～「(自然力)を利用する」= use ～
(3)　meet ～「(必要)を満たす」= fulfill ～
(4)　steady「一定の、着実な」= constant「一定の、絶えず続く」
(5)　stark「厳しい」= harsh「厳しい」

問2

〔解答〕
①

〔出題者が求めたポイント〕
語句整序

〔解答のプロセス〕
完成した文章

　Wanting to contribute to society in a way that serves (others and promotes the common good, he started visiting Itoshiro regularly in 2007, and relocated there for years later.)

Wanting ～ good は主節を修飾する分詞構文、that は関係代名詞、and(等位接続詞)が serves others と promotes the common good を結んでいる
contribute to ～「～に貢献する」in a way that ～「～なやり方で」serve ～「(人)に奉仕する」

問3

〔解答〕
①

〔出題者が求めたポイント〕
空所補充(語法)

〔解答のプロセス〕
help (to) V ～「～するのに役立つ、～するのを促進する」

問4

〔解答〕

(1)　②
(2)　①
(3)　②

〔出題者が求めたポイント〕
下線部言い換え(日本語)

〔解答のプロセス〕

(1)　for good「永遠に」
(2)　generate ～「～を生み出す」electricy「電気」
(3)　what I was doing「私がやっていたこと」boil down to ～「(問題・状況など)がつまるところ～ということになる」、participate in ～「～に参加する」cutthroat competition「(食うか食われるかの)熾烈な競争」attract customers「顧客を引きつける」boost「～を押し上げる、増加する」bottom line「最終的な収益」
　下線部の直訳「私がやっていたことはつまるところ、顧客を引きつけ利益を上げるために熾烈な競争に加わっていたことだった」

〔全文訳〕
　ドキュメンタリー映画「おだやかな革命」は、地域社会が木や水や日の光などの自然の恵みを使って自らを活性化する努力を描いていたものだ。
　私はこのドキュメンタリーに登場する地域の一つ、岐阜県郡上市石徹白地区を訪れた。北陸地方と東海地方にまたがる白山連邦のふもとに位置する石徹白は、小規模水力発電事業を通じて活力を取り戻しつつある。
　石徹白はかつて、聖山として崇められる白山を訪れる巡礼者の拠点として栄えた。
　そこには千人が宿泊できる宿があり、どの日でも山を上る人が千人、降りる人も千人いるような活気ある地域だった。しかし、何年にもわたって若者が街を出て戻ってこなかった結果、人口が10世帯、270人に落ち込んだ。
　白山から流れ出る水源を利用することが地域復活のきっかけとなった。平野彰秀(42)は水車を使って発電し、余剰電力を大手電力会社に販売することで地元経済を促進することを提案した。
　岐阜市出身で元外資系の経営コンサルタントをやっていた平野は、東京という大都市で、大型商業施設に関わって数々の成功を収めてきた。
　「ずっと徒労感を感じていました、というのも、突き詰めて考えると、私は顧客を満足させて利益を伸ばすために、厳しい競争に加わっていただけでしたから」と、彼は言った。
　他の人々の役に立ち、公益のためになるようなやり方で社会に貢献したかった彼は、2007年に石徹白を定期的に訪れ始めた、そして数年後に移住したのだった。
　水力発電事業は、稼働していなかった地元の農産物加工場の復活に役立った。地元住民が拠出した資本で大型の発電機が設置された。発電量が地元住民の需要を十分満たすようになった後、余剰電力を売って利益を上げることができた。
　今では、自身でそのプロセスを見ようと、年間800人もの人が石徹白を毎年訪れる。
　日本には地産地消で農産物を作っている地域社会があ

る。この地産地消がエネルギーにも当てはまる時代が来つつある、と思う。

　福島の原発事故の厳しい現実は、多くの人に従来の電力会社から無批判に電気を買い消費するのはやめたい、と思わせたのである。

Ⅱ
〔解答〕
問1　④
問2　②
問3　②
問4　①
問5　③
問6　①
問7　④
問8　④
問9　③
問10　③
〔出題者が求めたポイント〕
文法語法・語彙（選択）
〔解答のプロセス〕
問1　S＋resemble＋O「SはOに似ている」
問2　as soon as ～「～するとすぐに」時の副詞節中なので未来の事柄でも現在時制を用いる
問3　in ～「今から～後に、～経って」
問4　elapse（＝pass, go by）「（時が）経つ、経過する」
問5　upside down「逆さまに」put ～ upside down「～を逆さまにして置く」
問6　However ～「どんなに～でも」は直後に（形容詞／副詞）を置いて、譲歩節を作る
問7　neither A nor B「AもBもどちらも～ない」
問8　with regard to ～「～に関して」
問9　Some ～, and others ～「～な人もいれば、～な人もいる」
問10　put off ～「～を延期する」

Ⅲ
〔解答〕
(1)　⑤
(2)　③→ has
(3)　④→ used to
(4)　①→ to do
(5)　⑤
〔出題者が求めたポイント〕
誤文訂正
〔解答のプロセス〕
(1)　sit down at one's desk「机に向かう、腰を下ろす」No sooner had＋S＋過去分詞 ～ than＋S＋過去形…「～するとすぐに…」hit on a solution「解決法を思いつく」
(2)　many a ＋名詞単数形「多数の～」は、全体で単数扱い

(3)　「彼は以前ほどテニスが上手くない」という現在と過去の比較なので、be used to Ving ～「～に慣れている」ではなく、過去の習慣を表す助動詞 used to V ～「以前は～したものだった」
(4)　refuse to V ～「～することを断る、拒む」
(5)　(be) frustrated「イライラして」be calm「落ち着いて」

Ⅳ
〔解答〕
(1)　②
(2)　④
(3)　②
(4)　②
(5)　④
〔出題者が求めたポイント〕
同意文完成
〔解答のプロセス〕
(1)　「大学院に進学する生徒の割合はピークに達した」＝「大学院に進学する生徒の割合は増加が止まった」peak「頂点に達する」
(2)　「一生懸命頑張る者は得をする」＝「努力は報われる」come out ahead「優位に立つ、得する」be rewarded「報われる」
(3)　「ドル高に歯止めがかかった」＝「ドル高が食い止められた」apply a brake to ～「～に歯止めをかける」appreciation「（価格などの）上昇」halt ～「～を止める」
(4)　「市場価格は6か月連続で下落した」＝「市場価格は6か月連続で下落した」consecutive「連続する」は形容詞で（名詞）の前に、running「連続して」は副詞で、（名詞）の後に置く
(5)　「この鳥はすでに絶滅している可能性がある」＝「この鳥はすでに絶滅しているだろう」probability that ～「～という可能性」It is likely that ～「おそらく～だろう」

Ⅴ
〔解答〕
問1　①－④
問2　③－④
問3　⑥－③
問4　④－⑦
問5　②－⑦
〔出題者が求めたポイント〕
整序問題（語句）

〔解答のプロセス〕

問1 (Let's) take advantage of the spring vacation to travel (abroad).

take advantage of ~「~を利用する」

問2 (It cannot) be denied that we cannot do without (smartphones in our modern life).

It cannot be denied that ~ (形式主語構文)「~は否定できない」do without ~「~なしで済ます」

問3 (He) was too upset to distinguish right from (wong).

Be upset「動揺している」too ~ to V…「~過ぎて…できない」distinguish A from B「B と A を区別する」

問4 (I am being blamed) for something I have nothing to do with.

blame someone for ~「~の理由で(人)を非難する」
have nothing to do with ~「~と関係がない」
something と I の間に目的格の関係代名詞が省略

問5 (She is) looking for an efficient method to get rid of all (the weeds in her yard).

look for ~「~を探す」get rid of ~「~を取り除く」

化　学

解答　　　2年度

Ⅰ

〔解答〕

問1　①
問2　①
問3　③
問4　⑤
問5　①
問6　⑥
問7　②
問8　⑥

〔出題者が求めたポイント〕

原子の構造，質量数，イオン化エネルギー，価電子

〔解答のプロセス〕

問1　原子の構造は次のようになる。原子核のまわりを電子が取り巻いており，原子核は陽子と中性子からなる。陽子の数は原子番号と等しく，質量数は陽子の数と中性子の数の和で表される。

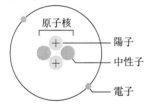

問2　左上の数字が質量数，左下の数字が原子番号（陽子の数）をあらわす。よって，a は He, b は Li, c は N, d は Na, e は Cl である。原子から最外殻電子1個を取り去って，1価の陽イオンにするのに必要なエネルギーをイオン化エネルギーという。イオン化エネルギーが大きい原子ほど陽イオンになりにくいので，希ガス（貴ガス）の He を選ぶ。

問3　それぞれの電子式は次の通りである。

$$He: \quad Li \cdot \quad \cdot \overset{\displaystyle \cdot}{\underset{\displaystyle \cdot}{N}} \cdot \quad Na \cdot \quad : \overset{\displaystyle \cdot}{\underset{\displaystyle \cdot}{Cl}} \cdot$$

問4　1価の陰イオンになりやすい元素は17族のハロゲンである。

問5　価電子の数は最外殻電子の数と等しく，族番号の1の位の値になる。しかし，希ガス（貴ガス）のみ例外で価電子の数は0個となる。

問6　問5より同族元素を選べばよい。

問7　質量数＝陽子の数＋中性子の数より，それぞれの中性子の数は，a は2個，b は4個，c は7個，d は12個，e は18個である。

問8　問6と同様である。

Ⅱ

〔解答〕

問9　③

問10　⑦
問11　⑥
問12　⑩
問13　⑧
問14　④

〔出題者が求めたポイント〕

物質量，モル濃度，pH，濃度の変換

〔解答のプロセス〕

問9　水酸化カルシウム $Ca(OH)_2$ のモル質量は 74 g/mol であるので，

$$\frac{3.7 \times 10^{-1}}{74} = 5.0 \times 10^{-3} \, mol$$

問10　水酸化カルシウム $Ca(OH)_2$ 1 mol に水酸化物イオンは 2 mol 含まれるので，

$$5.0 \times 10^{-3} \times 6.02 \times 10^{23} \times 2 = 6.02 \times 10^{21}$$

問11　水酸化カルシウム $Ca(OH)_2$ 5.0×10^{-3} mol を 0.25 L の水溶液にしているので，

$$\frac{5.0 \times 10^{-3}}{0.25} = 2.0 \times 10^{-2} \, mol/L$$

問12　$[OH^-]$ ＝価数×モル濃度×電離度

$$= 2 \times 2.0 \times 10^{-2} \times 1.0 = 4.0 \times 10^{-2}$$

$$pOH = -\log_{10}[OH^-] = 2 - 2\log_{10}2$$

$$= 2 - 0.60 = 1.4$$

pH + pOH = 14 より，pH = 12.6

問13　水溶液の体積 1 L（1000 cm³）で考える。この水溶液の質量は，密度が 1.1 g/cm³ なので，

$$1000 \times 1.1 = 1100 \, g$$

質量パーセント濃度が 20% なので，溶質の質量は，

$$1100 \times \frac{20}{100} = 220 \, g$$

HCl のモル質量は 36.5 g/mol なので，220 g の HCl は

$$\frac{220}{36.5} = 6.03 \, mol$$

よって，求めるモル濃度は，$\dfrac{6.03}{1} = 6.03 \, mol/L$

問14　希釈後のモル濃度は，$\dfrac{6.0}{1200} = 5.0 \times 10^{-3} \, mol/L$

よって，

$$[H^+] = 1 \times 5.0 \times 10^{-3} \times 1.0 = 5.0 \times 10^{-3}$$

$$pH = -\log_{10}[H^+] = 3 - \log_{10}5.0$$

$$= 3 - \left(\log_{10}\frac{10}{2} \right)$$

$$= 3 - (\log_{10}10 - \log_{10}2) = 3 - (1 - 0.30) = 2.3$$

Ⅲ

〔解答〕

問15　④
問16　①
問17　⑤

問18　①
問19　③
問20　①

〔出題者が求めたポイント〕
イオン結晶とイオン結合，金属結晶，体心立方格子，結晶の性質

〔解答のプロセス〕

問15　イオン結晶はイオン結合が強いので，一般に，融点が高くて硬いが，強い力を加えると結晶の特定な面に沿って割れやすいので，もろい。固体では電気を通さないが，溶液にしたり，融解したりするとイオンに電離するため電気を通す。

問16　Na は体心立方格子であるので，体心立方格子の金属を選ぶ。

問17　図の色のついた Na 原子が隣接している原子になる。

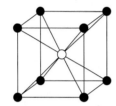

問18　体心立方格子は下図のようにあらわされる。

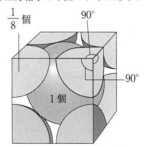

中心に原子が1個と頂点$\left(\dfrac{1}{8}$サイズ$\right)$に8個の原子が存在するので，

$$1 + 8 \times \dfrac{1}{8} = 2$$

問19　Na の原子半径を r〔nm〕とすると次の関係が成り立つ。

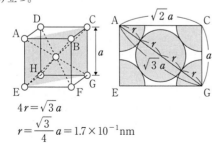

$$4r = \sqrt{3}\,a$$

$$r = \dfrac{\sqrt{3}}{4}\,a = 1.7 \times 10^{-1}\,\text{nm}$$

問20　a　(正)ドライアイスは分子結晶で，分子結晶は分子間にファンデルワールス力がはたらいている。
　　　b　(正)氷の結晶は隙間の多い結晶構造をとる。よっ

て，水が凝固して氷になると体積が増加し，密度は減少する。
　　c　(誤)ダイヤモンド→黒鉛　ダイヤモンドは正四面体を基本単位とする立体構造を形成する。一方，黒鉛は正六角形を基本単位とする層状の平面構造を形成する。
　　d　(誤)大きい→小さい　体心立方格子の充填率は68%，面心立方格子の充填率は74%である。

Ⅳ

〔解答〕

問21　⑥
問22　④
問23　⑤
問24　②
問25　⑤
問26　①

〔出題者が求めたポイント〕
元素分析，Ca の化合物の性質，ヨードホルム反応，アルコールの性質

〔解答のプロセス〕

問21，22　試料は，酸化銅(Ⅱ)→塩化カルシウム→ソーダ石灰の順に通す。酸化銅(Ⅱ)は，試料を完全燃焼させるための酸化剤。塩化カルシウムで H_2O を吸収し，ソーダ石灰で CO_2 を吸収する。

問24　a　(正)潮解とは，固体を空気中に放置すると，空気中の水分を吸収して，溶ける現象のことである。$CaCl_2$ や NaOH がこの性質をもつ。
　　b　(誤)$CaCl_2 \longrightarrow CaCO_3$
　　c　(正)
　　d　(誤)$CaO \longrightarrow NaHCO_3$　ソーダ石灰は，酸化カルシウムを濃い水酸化ナトリウム水溶液に浸し，これを加熱乾燥してつくる。

問25　分子量を M とおくと，実験(2)より次の関係式が成り立つ。

$$\dfrac{7.50}{M} = \dfrac{2.80}{22.4}$$

$$M = 60$$

問26　実験(1)より吸収された H_2O は 43.2 mg，吸収された CO_2 は 79.2 mg であるので，

C の質量：　$79.2 \times \dfrac{12}{44} = 21.6\,\text{mg}$

H の質量：　$43.2 \times \dfrac{2}{18} = 4.8\,\text{mg}$

O の質量：　$36.0 - (21.6 + 4.8) = 9.6\,\text{mg}$

求める有機化合物 A の組成式を $C_xH_yO_z$ とおく。

$$x : y : z = \dfrac{21.6}{12} : \dfrac{4.8}{1} : \dfrac{9.6}{16} = 1.8 : 4.8 : 0.6 = 3 : 8 : 1$$

問25 より求める化合物の分子量は 60 なので，

$$(C_3H_8O)_n = 60\quad n = 60$$

よって，$n = 1$ となり，有機化合物 A の分子式も C_3H_8O となる。

実験(3)より有機化合物 A はヨードホルム反応を示すので，CH_3CO-R の構造や $CH_3CH(OH)-R$ の構造をもつ。分子式より不飽和結合はもたないので，有機化合物 A の構造式は次のように決まる。

$$CH_3-\underset{\underset{OH}{|}}{\overset{\overset{H}{|}}{C}}-CH_3$$

a （正）有機化合物 A を二クロム酸カリウム水溶液で酸化すると，

$$CH_3-\underset{\underset{O}{\|}}{C}-CH_3$$

のアセトンが生成する。よって，ヨードホルム反応を示す。

b （正）有機化合物 A のほかに次の化合物が考えられる。

$$CH_3-CH_2-CH_2-OH$$
$$CH_3-O-CH_2-CH_3$$

c （誤）次の反応によりアセトンが得られる。

$$(CH_3COO)_2Ca \longrightarrow CH_3COCH_3 + CaCO_3$$

d （誤）$2\,mol \rightarrow \dfrac{1}{2}\,mol$

$$2CH_3-\underset{\underset{OH}{|}}{\overset{\overset{H}{|}}{C}}-CH_3 + 2Na \longrightarrow 2CH_3-\underset{\underset{ONa}{|}}{\overset{\overset{H}{|}}{C}}-CH_3 + H_2$$

平成31年度

問　題　と　解　答

英　語

問題
(50分)

31年度

【Ⅰ】　次の英文を読み、問い（問 1〜4）に答えよ。

The world's oceans are littered with trillions of pieces of plastic—bottles, bags, toys, fishing nets and more, mostly in tiny particles—and now this seaborne junk is making its way into the Arctic.

In a study published April 19 in Science Advances, a group of researchers from the University of Cadiz in Spain and several other institutions show that a major ocean current is carrying bits of plastic, from the North Atlantic, to the Greenland and Barents seas, and (　ア　) them there—in surface waters, in sea ice and possibly on the ocean floor.

Because climate change is already shrinking the Arctic sea ice cover, (1)more human activity in this still-isolated part of the world is increasingly likely as navigation becomes easier.　As a result, plastic pollution, which has grown significantly around the world since 1980, could spread more widely in the Arctic in decades (　イ　), the researchers say.

Every year, about 8 million tons of plastic gets into the ocean, and scientists estimate that there may be as much as 110 million tons of plastic trash in the ocean.　(2)Though the environmental effects of plastic pollution are not fully understood, plastic pollution has made its way into the food chain. Plastic debris in the ocean was thought to accumulate in big patches, mostly in subtropical gyres—big currents that converge in the middle of the ocean—but scientists estimate that only about 1 percent of plastic pollution is in these gyres and other surface waters in the open ocean.

Another model of ocean currents by one of the study's authors predicted that plastic garbage could also accumulate in the Arctic Ocean, specifically in the Barents Sea, located off the northern coasts of Russia and Norway, which this study demonstrates.

The surface water plastic in the Arctic Ocean currently (a)accounts for only about 3 percent of the total, but the authors suggest the amount will grow and that the seafloor there could be a big sink for plastic.

This particular part of the ocean is important in the thermohaline circulation, a deepwater global current (　ウ　) by differences in temperature and salinity around the world.　As that current brings warm surface water up to the Arctic, it seems to be bringing with it plastic waste from more densely populated coastlines, dumping the now-fragmented pieces of plastic in the Arctic, where landmasses like Greenland and the polar ice cap trap them.

The researchers did not find many large pieces of plastic, nor did they find much plastic film, which (b)breaks down quickly, (3)suggesting that the plastic has already been in the ocean for a while by the time it gets to the Arctic.

If the plastics were coming directly from Arctic coastlines, (4)it would mean that people in the sparsely populated Arctic were depositing many more times the plastic in the ocean than people in other parts of the world, which is unlikely.　Shipping is also relatively infrequent there and, the authors write, there is no reason to think that flotsam or jetsam in the Arctic would be so much higher than in other parts of the world.

The lesson from the study is that the issue of plastic pollution will require international agreements.　This plastic is coming from us in the North Atlantic.　And (　エ　) we know about what happens in the Arctic, (　オ　)　chance we have of solving the problem.

問 1　次の(1)～(5)の文の内容が本文の内容と一致する場合は①を、一致しない場合は②をマークせよ。

(1)　| 1 |

The most of the seaborne junk in the world's oceans is the toxic waste dumped illegally.

(2)　| 2 |

Bits of plastic are carried from the North Atlantic into the Greenland and Barents seas, accumulating in these sea areas.

(3)　| 3 |

Only 1 % of 110 million tons of plastic trash is polluting the surface waters in the ocean and has very little effect on what we eat.

(4) ☐ 4

Plastic garbage, dumped by the people living in the northern coasts of Russia and Norway, could accumulate on the seafloor in the Arctic Ocean.

(5) ☐ 5

International agreements are important in solving the plastic pollution problem.

問 2 本文中の空欄(ア)〜(オ)に入る最も適当なものを、①〜④の中から一つ選び、その番号をマークせよ。

(1) 空欄(ア) ☐ 6
　① leave　② leaving　③ left　④ to leave
(2) 空欄(イ) ☐ 7
　① came　② come　③ coming　④ to come
(3) 空欄(ウ) ☐ 8
　① closed　② decided　③ dictated　④ distinguished
(4) 空欄(エ) ☐ 9
　① more　② most　③ the more　④ the most
(5) 空欄(オ) ☐ 10
　① best　② better　③ the best　④ the better

問 3 本文中の下線部(a)、(b)の語句と同じ意味で使われているものを、次の①〜④の中から一つ選び、その番号をマークせよ。(いずれの動詞にも三人称単数を表す"s"が語尾についているが、選択肢には"s"がついていないものもある。また、選択肢には過去形の文もあるが、現在形の意味を想定して答えよ。)

(1) 下線部(a)accounts for ☐ 11
　① I cannot account for what has happened.
　② Melting snow accounts for the regular spring floods in the valley.
　③ You'll have to account for where every penny goes.
　④ The rent accounts for a third of my salary.

(2) 下線部(b)breaks down ☐12

① The car broke down on the way to the airport.
② Our food breaks down in the body into useful substances.
③ Your health will break down if you work too hard.
④ Donald broke down and wept when he saw the deer that he had shot.

問 4　本文中の下線部(1)～(4)の意味として最も適当なものを①～④の中から一つ選び、その番号をマークせよ。

(1) 下線部(1) ☐13

① 航海がより簡単になるにつれて、静かで人里離れたこの地域は、人間の活動にとってはますます格好の場所になるであろう
② 航海用の機器の操作が容易になるにつれて、町からかなり離れたこの地域でも、人間の活動が好んで行われるようになるだろう
③ 航海用機器の性能向上により、独立したこの地域でも、人間の活動はおそらく増えるであろう
④ 航海がしやすくなるにつれて、いまだに隔絶しているこの地域でも、人間の活動がますます活発になっていきそうである

(2) 下線部(2) ☐14

① プラスチックによる汚染がもたらす環境悪化について解明されている事実はごくわずかだが、その汚染は食物連鎖とは無関係である
② プラスチックによる汚染の人体への影響は 100％未解明だが、その汚染は食物連鎖と関連している
③ プラスチックによる汚染の環境への影響は十分に解明されているとは言えないが、その汚染は食物連鎖の中にすでに入り込んでいる
④ プラスチックによる汚染がもたらす生態系への影響についての理解は遅々として進まないが、その汚染は食物連鎖に悪影響を及ぼしてきた

(3)　下線部(3)　15
　　①　プラスチックが北極にたどり着くまでに、海の中でしばらくそれなりに時間が経っていることをうかがわせた
　　②　プラスチックがすでに海にしばらくの間入りこみ、その後南極にたどり着いたことを示唆している
　　③　南極にたどり着くまで、プラスチックはずっと以前から海の中に流れ込んでいたことを示唆している
　　④　そのプラスチックが北極にたどり着いた時には、以前に流れ込んでいたプラスチックが海底にすでに蓄積していた

(4)　下線部(4)　16
　　①　それは過疎に悩む北極圏の人々が、他の地域の人々の何倍ものプラスチックを海から回収しているという、あり得ないことを意味するであろう
　　②　それは普段あまり注目されない北極圏に住む人々が、世界の他の地域の人々の何倍ものプラスチックを海に捨てることもあり得ることを意味するであろう
　　③　それは人口が増えつつある北極圏の住人が、他の地域の人々よりも何度もプラスチックを海に捨てることを意味するが、それはあり得ないことであろう
　　④　それは人口の少ない北極圏の人々が、世界の他の地域の人々の何倍ものプラスチックを海に投棄しているという、起こり得ないことを意味するであろう

【Ⅱ】　次の問い（問 1～10）の英文中の空欄(17)～(26)に入る最も適当なものを①～④の中から一つ選べ。

問 1　Turn (17) the lights when you leave the room.
　　①　in　②　off　③　out　④　to

問 2　I can't (18) up with such inconvenience any longer.
　　①　put　②　run　③　stick　④　work

問 3　An opening ceremony was (　19　) for the following Saturday.
① made　② retained　③ scheduled　④ sustained

問 4　The best-selling author wrote her first novel when she was
(　20　).
① nineteen　② nineteen old
③ nineteen-year-old　④ nineteen years

問 5　There were a few things I didn't like about the TV program, but
(　21　) I enjoyed it.
① by and large　②by no means　③ by the case　④ by the way

問 6　What he is saying seems dubious, but it (　22　) happen.
① can　② is　③ should not　④ was

問 7　(　23　) someone call me, tell him I am not here.
① Can　② If　③ Should　④ There

問 8　You should never hesitate (　24　) yourself to people who might
be important for you.
① introduced　② introducing
③ to be introduced　④ to introduce

問 9　Dogs have (　25　) acute sense of smell, and can also hear things
we can't.
① a having amazed　② an amazed
③ an amazing　④ an amazingly

問 10　For many diseases, rest is the (　26　).
① best therapy　② most therapies
③ most therapy　④ usually therapies

【Ⅲ】　次の会話文の意味が通るように、(27)~(31)に入る最
も適当なものを一つずつ選び、その番号をマークせよ。

問 1　A: When does the next train arrive?
　　　B: Not for (27) 20 minutes.
　　　① another　② each　③ either　④ other

問 2　A: Why not get together for lunch next Sunday?
　　　B: That (28) like a good idea.
　　　① depends　② ensures　③ fluctuates　④ sounds

問 3　A: Aren't you against the new policy on taxes?
　　　B: Not at all.　I (29) entirely.
　　　① agree　② become anxious　③ object　④ take a break

問 4　A: How did you ever become so fluent in Spanish?
　　　B: It was my (30) at the university.
　　　① amount　② approximation　③ imagination　④ major

問 5　A: Would there be any problem if I took a day off next week?
　　　B: (31) it's not Thursday.
　　　① As long as　② Before　③ In the case of　④ So that

【Ⅳ】 次の問い（問1〜5）の日本語の文の意味に合うように[　　　]内の
語句を並べかえて意味の通る英文を作り、空欄(32)〜
(41)に入る語句を一つ選び、その番号をマークせよ。（ただし問
3と問5は、文頭に来る文字も小文字で表記してある。）

問1　彼女が聞いていなかったということはあり得ないだろうね。
　　She (　　　) (32) (　　　) (　　　) (　　　), (33)
　　(　　　)?
　　[① been ② could ③ couldn't ④ have ⑤ listening
　　　⑥ not ⑦ she]

問2　私は毎晩、たいてい9時までには床についている。
　　Every night, (　　　) (　　　) (34) (　　　), (　　　)
　　(35) (　　　) (　　　) nine.
　　[① bed ② by ③ I'm ④ in ⑤ more ⑥ not
　　　⑦ often ⑧ than]

問3　彼が集中できないのは睡眠不足のせいだ。
　　(　　　) (36) (　　　) (　　　) (　　　) (37) (　　　)
　　(　　　) concentrating.
　　[① because ② enough sleep ③ get ④ he didn't ⑤ he has
　　　⑥ it is ⑦ that ⑧ trouble]

問4　先進国のほとんどが、主要なエネルギー源として石油に頼っている。
　　Most (　　　) (　　　) (38) (　　　) (　　　) (　　　)
　　(39) (　　　) energy.
　　[① as ② depend ③ industrialized nations ④ main source
　　　⑤ of ⑥ oil ⑦ on ⑧ their]

問5　とても多くの人が、とても多くの本を読むので、彼らについていくの
　　　は難しい。

（　　　）（　　　）（　　40　　）（　　　）（　　　）（　　　）（　　41　　）
（　　　）with them.

[① hard　② it's　③ many people　④ read so many books
　⑤ so　⑥ that　⑦ to keep　⑧ up]

化 学

問題
（50分）

31年度

必要ならば，つぎの数値を用いなさい。

原子量：H = 1，C = 12，N = 14，O = 16，Cl = 35.5，Ca = 40

アボガドロ定数：$N_A = 6.02 \times 10^{23}$ / mol

【Ⅰ】　つぎの文章を読んで，以下の問いに答えよ。ただし，相対質量と質量数は等しいものとする。

　　原子は，| ア |陽子と| イ |中性子からなる原子核と，それを取り巻く電子から構成されている。原子には，原子番号は同じでも，| ウ |の数が異なるために質量数が異なる原子が存在するものがあり，これらを互いに同位体という。炭素原子 ^{12}C の同位体である ^{13}C は，陽子数が| エ |個，中性子数が| オ |個であり，^{12}C と ^{13}C の存在比は 98.9 ％と 1.10 ％である。また，塩素原子には ^{35}Cl（相対質量 35.0）と ^{37}Cl（相対質量 37.0）の 2 種類の同位体が存在する。そのため相対質量の異なる| カ |種類の塩素分子 Cl_2 が存在することになる。原子中の電子は，原子核の周りの電子殻と呼ばれるいくつかの軌道に分かれて存在している。電子殻は原子核に近い内側から順に K 殻，L 殻，M 殻，N 殻……と呼ばれ，それぞれの電子殻に入る最大の電子数は決まっている。| キ |元素以外の原子において，最も外側の電子殻に入った電子を価電子といい，ネオン原子およびカルシウム原子の価電子はそれぞれ| ク |個および| ケ |個である。

問1　| ア |〜| ウ |にあてはまる正しい語句の組合せはどれか。

	ア	イ	ウ
①	正の電荷をもつ	負の電荷をもつ	電子
②	正の電荷をもつ	負の電荷をもつ	陽子
③	正の電荷をもつ	電荷をもたない	中性子
④	正の電荷をもつ	電荷をもたない	電子
⑤	負の電荷をもつ	正の電荷をもつ	陽子
⑥	負の電荷をもつ	正の電荷をもつ	電子
⑦	負の電荷をもつ	電荷をもたない	中性子
⑧	負の電荷をもつ	電荷をもたない	陽子
⑨	電荷をもたない	正の電荷をもつ	中性子
⑩	電荷をもたない	負の電荷をもつ	陽子

問2 エ ～ カ にあてはまる正しい数値の組合せはどれか。

	エ	オ	カ
①	6	7	2
②	6	7	3
③	6	7	4
④	6	13	2
⑤	6	13	3
⑥	6	13	4
⑦	7	6	2
⑧	7	6	3
⑨	7	6	4

問3 キ ～ ケ にあてはまる正しいものの組合せはどれか。

	キ	ク	ケ
①	ハロゲン	0	1
②	ハロゲン	6	2
③	ハロゲン	8	4
④	両性	0	2
⑤	両性	6	4
⑥	両性	8	6
⑦	貴ガス（希ガス）	0	2
⑧	貴ガス（希ガス）	6	4
⑨	貴ガス（希ガス）	8	6

問4 下線部について，炭素の原子量（小数第3位まで）はいくつか。最も近い値はどれか。ただし，炭素原子には ^{12}C（相対質量 12）と ^{13}C（相対質量 13.000）の2種類の同位体のみが存在するものとする。

① 12.001　　② 12.004　　③ 12.008　　④ 12.011　　⑤ 12.020
⑥ 12.045　　⑦ 12.094　　⑧ 12.110　　⑨ 12.220　　⑩ 12.280

問 5　ネオン原子と同じ電子配置をとるつぎのイオンのうち，イオン半径の最も大きい
　　　ものはどれか。

　　① O^{2-}　　　　　② F^-　　　　　③ Na^+　　　　　④ Mg^{2+}　　　　　⑤ Al^{3+}

問 6　消石灰と呼ばれる水酸化カルシウム 22.9 g に含まれるカルシウムイオンの数は何
　　　個か。最も近い値はどれか。

　　① 1.50×10^{23}　　② 1.86×10^{23}　　③ 2.42×10^{23}　　④ 3.00×10^{23}　　⑤ 3.72×10^{23}
　　⑥ 1.50×10^{24}　　⑦ 1.86×10^{24}　　⑧ 2.42×10^{24}　　⑨ 3.00×10^{24}　　⑩ 3.72×10^{24}

【Ⅱ】　つぎの文章を読んで，以下の問いに答えよ。

　弱電解質であるアンモニアを水に溶かすと，水溶液中でその一部の分子だけが電離し，残りの大部分は分子のままで存在している。電離によって生じたイオンと電離していない分子との間では（1）式のような平衡状態となる。

$$NH_3 + H_2O \rightleftarrows NH_4^+ + OH^- \quad \cdots\cdots\cdots (1)$$

このような電離による化学平衡を電離平衡という。電離平衡においても化学平衡の法則が成りたち，その平衡定数 K は（2）式で表される。この電離平衡において，希薄水溶液中の水の濃度 $[H_2O]$ は他の物質の濃度よりも十分大きく一定とみなせる。そこで，定数となる $K[H_2O]$ を K_b と表すと，（3）式が得られる。K_b は塩基の電離定数と呼ばれ，温度が一定ならば一定の値となる

$$K = \frac{[NH_4^+][OH^-]}{[NH_3][H_2O]} \quad \cdots\cdots\cdots (2)$$

$$K[H_2O] = K_b = \frac{[NH_4^+][OH^-]}{[NH_3]} \quad \cdots\cdots\cdots (3)$$

　さて，アンモニア水のモル濃度を c [mol/L]，電離度を α とすると，平衡時の $[NH_4^+]$ は $c\alpha$ [mol/L] になる。弱塩基であるアンモニア水の α は 1 より極めて小さく $1-\alpha \fallingdotseq 1$ とみなせるとき，その電離定数 K_b は ア のような近似式となり，α は イ で表すことができる。従って，アンモニア水の水酸化物イオン濃度 $[OH^-]$ は ウ で近似計算することができる。

問7　つぎの記述のうち，正しいものの組合せはどれか。

a　アレニウスの酸・塩基の定義によれば，（1）式の NH_3 は塩基で，H_2O は酸である。

b　アンモニア水と塩酸の中和反応で生成した塩化アンモニウムは，正塩に分類される。

c　温度が一定ならば，塩基性を示す希薄溶液中の $[H^+]$ と $[OH^-]$ の積と酸性を示す希薄溶液中の $[H^+]$ と $[OH^-]$ の積は互いに等しい。

d　同一温度において，0.2 mol/L のアンモニア水の pH は，同じモル濃度の水酸化ナトリウム水溶液の pH よりも大きい。

　① (a, b)　　② (a, c)　　③ (a, d)　　④ (b, c)　　⑤ (b, d)　　⑥ (c, d)

問8　一定の温度・圧力のもとで (1) 式が平衡状態にあるとき，平衡を右向きに移動
　　　させる条件として正しいものはどれか。

　　　a　　塩化水素を通じる　　　b　　水酸化ナトリウムを加える
　　　c　　水を加える　　　　　　d　　塩化アンモニウムを加える

　　①　a のみ　　　②　b のみ　　　③　c のみ　　　④　d のみ　　　⑤　a, b のみ
　　⑥　a, c のみ　⑦　a, d のみ　⑧　b, c のみ　⑨　b, d のみ　⑩　c, d のみ

問9　下線部の [H₂O] は何 mol / L か。最も近い値はどれか。

　　①　1.8　　　　②　3.6　　　　③　5.6　　　　④　7.2
　　⑤　18　　　　⑥　28　　　　⑦　36　　　　⑧　56

問10　　ア　　にあてはまる式として正しいものはどれか。

問11　　イ　　にあてはまる式として正しいものはどれか。

【問 10, 11 の解答群】

　　①　$c\,\alpha^2$　　　　②　$c^2\,\alpha$　　　　③　$c\,\alpha$　　　　④　$(c\,\alpha)^2$

　　⑤　$\sqrt{\dfrac{K_b}{c}}$　　　⑥　$\dfrac{\sqrt{K_b}}{c}$　　　⑦　$\dfrac{K_b}{c}$　　　⑧　$\sqrt{c\,K_b}$

問 12, 13　標準状態で 4.48 L のアンモニアを水に溶かして 400 mL としたアンモニア
　　　　　水の塩基電離定数 K_b は 25 °C で 1.80×10^{-5} [mol / L] であった。

　問12　このアンモニア水の水酸化物イオン濃度 [OH⁻] を　　ウ　　で求めると
　　　　何 mol/L か。最も近い値はどれか。

　　①　3.00×10^{-5}　②　4.00×10^{-5}　③　4.00×10^{-4}　④　5.00×10^{-4}
　　⑤　2.00×10^{-3}　⑥　3.00×10^{-3}　⑦　5.00×10^{-3}　⑧　4.00×10^{-2}

　問13　このアンモニア水 100 mL を中和するのに塩酸 50.0 mL が必要であった。
　　　　この塩酸の濃度は何 mol/L か。最も近い値はどれか。

　　①　1.00×10^{-3}　②　5.00×10^{-3}　③　1.00×10^{-2}　④　2.00×10^{-2}
　　⑤　5.00×10^{-2}　⑥　1.00×10^{-1}　⑦　5.00×10^{-1}　⑧　1.00

【Ⅲ】　つぎの文章を読んで，以下の問いに答えよ。

　ハロゲン（フッ素 F，塩素 Cl，臭素 Br，ヨウ素 I）の単体は，いずれも二原子分子であり，　ア　・有毒な物質である。その融点と沸点は，原子番号が大きいものほど　イ　。また，ハロゲンの単体は，いずれも他の物質から電子を奪う力が大きいため，強い　ウ　があり，その　ウ　は原子番号が大きいものほど　エ　。ハロゲンの中でも，塩素とヨウ素は殺菌剤や消毒剤として用いられている。また，ヨウ素原子 ^{127}I の同位体である ^{131}I は放射性物質であるが，バセドウ病の治療薬としても利用されている。

　ハロゲンは，他の多くの元素と化合してハロゲン化物を形成し，一般に金属元素とは　オ　結合により塩を形成する。一方，非金属元素とは　カ　結合による分子を形成する。ハロゲン化水素はすべて有毒で強い刺激臭をもち，常温・常圧では　キ　の気体である。

問14　ア　～　エ　にあてはまる正しい語句の組合せはどれか。

	ア	イ	ウ	エ
①	無色	高い	酸化力	強くなる
②	無色	低い	酸化力	弱くなる
③	無色	高い	還元力	強くなる
④	無色	低い	還元力	強くなる
⑤	有色	低い	酸化力	強くなる
⑥	有色	高い	還元力	弱くなる
⑦	有色	低い	還元力	弱くなる
⑧	有色	高い	酸化力	弱くなる

問15　オ　～　キ　にあてはまる正しい語句の組合せはどれか。

	オ	カ	キ
①	イオン	共有	無色
②	イオン	金属	無色
③	イオン	共有	白色
④	共有	イオン	白色
⑤	共有	金属	無色
⑥	共有	イオン	無色
⑦	金属	共有	白色
⑧	金属	イオン	白色

問 16, 17　つぎの a〜d のハロゲン単体について，以下の問いに答えよ。

　　a　F_2　　　　b　Cl_2　　　　c　Br_2　　　　d　I_2

　問 16　常温・常圧で気体のハロゲン単体はどれか。

　問 17　水と激しく反応して酸素 O_2 を発生するハロゲン単体はどれか。

【問 16, 17 の解答群】

　①a のみ　　②b のみ　　③c のみ　　④d のみ　　⑤a, b のみ
　⑥a, c のみ　⑦a, d のみ　⑧b, c のみ　⑨b, d のみ　⑩c, d のみ

問 18　つぎの塩素 (Cl_2) と塩化物に関する記述のうち，正しいものの組合せはどれか。

a　塩素を水酸化カルシウムに通じると，さらし粉の主成分が得られる。
b　塩素を水に溶かすと，その一部が水と反応して塩化水素と塩素酸を生じる。
c　塩化水素は，塩化ナトリウムに濃硫酸を加えて加熱し，上方置換により捕集する。
d　塩化銀は水に溶けにくいが，アンモニア水には溶ける。

　①(a, b)　　②(a, c)　　③(a, d)　　④(b, c)　　⑤(b, d)　　⑥(c, d)

問 19　つぎのヨウ素 ($_{53}I$) に関する記述のうち，正しいものの組合せはどれか。

a　ヨウ素 (I_2) の結晶は，分子結晶である。
b　ヨウ素溶液は，デンプンの検出に用いられる。
c　^{131}I の電子の数は，78 である。
d　^{131}I の半減期（元の半分の量になるのに要する時間）が 8 日であるとき，1 ヶ月経過すると ^{131}I の量は元の約 3 ％に減少する。

　①(a, b)　　②(a, c)　　③(a, d)　　④(b, c)　　⑤(b, d)　　⑥(c, d)

【IV】　つぎの文章を読んで，以下の問いに答えよ。ただし，文中の n は分子内の炭素原子の数とする。

　メタン CH_4 やエタン C_2H_6 などのように，すべて単結合からなる鎖状構造の飽和炭化水素をアルカンと呼ぶ。アルカンの分子式は，共通の一般式 C_nH_{2n+2} で表される。エチレン C_2H_4 のように，分子内に C=C 結合を 1 個もつ鎖式不飽和炭化水素をアルケンといい，一般式 C_nH_{2n}（$n \geqq 2$）で表される。また，アセチレン C_2H_2 のように分子内に三重結合を 1 個もつ鎖式不飽和炭化水素をアルキンといい，一般式 C_nH_{2n-2}（$n \geqq 2$）で表される。

問 20　つぎの一般式 C_nH_{2n+2} で表されるアルカンに関する記述のうち，正しいものの組合せはどれか。

a　一般に直鎖状のアルカンの沸点は，その炭素原子の数が増加するにつれて高くなる。

b　一般式の n が 4 のアルカンには，3 種の異性体が存在する。

c　一般に，アルカンの分子から水素原子 1 個とれた原子団を官能基という。

d　炭素原子 n 個のアルカン 1 モルを完全燃焼すると，（$n+1$）モルの水 H_2O が生成する。

　　① (a, b)　　② (a, c)　　③ (a, d)　　④ (b, c)　　⑤ (b, d)　　⑥ (c, d)

問 21　つぎのアルケンに関する記述のうち，正しいものの組合せはどれか。

a　アルケンでは二重結合を構成する 2 個の炭素原子とこれに直結する 4 個の原子は，一般に同一平面上にある。

b　プロペンと炭素原子の数が同じプロパンは，互いに同族体である。

c　2 - メチルプロペンと 1 - ブテンは，互いに異性体の関係にある。

d　2 - ブテンにおいて，メチル基が二重結合に対して反対側に結合したものをシス形という。

　　① (a, b)　　② (a, c)　　③ (a, d)　　④ (b, c)　　⑤ (b, d)　　⑥ (c, d)

問 22　アセチレンの製法として，最も正しいものはどれか。

① 　エタノールを二クロム酸カリウムの硫酸酸性溶液を用いて酸化する。
② 　エチレンを触媒（塩化パラジウム（II）と塩化銅（II））を用いて酸化する。
③ 　酢酸カルシウムを熱分解する。
④ 　炭化カルシウムに水を作用させる。
⑤ 　加熱した濃硫酸（160〜170℃）にエタノールを加える。

問 23〜25　一般式 C_nH_{2n} で表される 4.20 g のアルケン A に水素 H_2 を過不足なく付加
　　　　　したところ，一般式 C_nH_{2n+2} のアルカン B を 4.32 g 得た。

問 23　この付加反応で過不足なくアルカン B を生成するために必要な水素 H_2 は，
　　　標準状態で何 L か。最も近い値はどれか。

① 　0.672　　② 　1.01　　③ 　1.12　　④ 　1.34
⑤ 　1.79　　⑥ 　2.69　　⑦ 　4.03　　⑧ 　5.60

問 24　アルケン A のアルケンの異性体は，A を含め何種類あるか。

① 　3　　② 　4　　③ 　5　　④ 　6
⑤ 　7　　⑥ 　8　　⑦ 　9　　⑧ 　10

問 25　アルカン B の異性体は，B を含め何種類あるか。

① 　3　　② 　4　　③ 　5　　④ 　6
⑤ 　7　　⑥ 　8　　⑦ 　9　　⑧ 　10

問 26　標準状態で 6.72 L のエチレンとアセチレンからなる混合気体に水素付加反応
　　　を行い，過不足なくすべてエタンにするのに必要な水素 H_2 は標準状態で 8.96 L
　　　であった。この混合気体中，エチレンは標準状態で何 L 存在していたか。最も
　　　近い値はどれか。

① 　1.22　　② 　1.68　　③ 　2.24　　④ 　2.69
⑤ 　3.36　　⑥ 　4.48　　⑦ 　5.38　　⑧ 　6.05

英　語

解答

31年度

推　薦

I

〔解答〕

問1　(1) ②　(2) ①　(3) ②
　　　(4) ②　(5) ①

問2　(1) ②　(2) ④　(3) ③
　　　(4) ③　(5) ④

問3　(1) ④　(2) ②

問4　(1) ④　(2) ③　(3) ①
　　　(4) ④

〔出題者が求めたポイント〕

問1　内容把握
問2　空所補充
問3　下線部言い換え
問4　下線部言い換え(日本語)

〔解答のプロセス〕

問1　選択肢訳(下線部が本文と異なる箇所)

(1)　世界の海洋に浮かぶごみの大部分は、不法に投棄された毒性の廃棄物である。[第1段落]

(2)　プラスチックの破片は北大西洋からグリーンランドやバレンツ海に運ばれ、これらの海域に蓄積する。[第4段落]

(3)　その海洋の表層水を汚染しているのは1.1億トンあるプラスチックごみのたった1%にすぎず、私たちの食べる物にはほとんど影響がない。[第4段落]

(4)　プラスチックごみは、ロシアやノルウェーの北海岸に住む人々が廃棄していて、北極海の海底に蓄積する可能性がある。[第5段落]

(5)　プラスチック汚染の問題解決には国際的な合意が重要である。[第10段落]

問2

(1)　is carrying ... and (leave)のように、等位接続詞 and によって carry と結ばれている

(2)　decades to come「今後の数十年」to come は decades を修飾する形容詞用法の不定詞

(3)　dictated by ～「～によって決まる、影響を受ける」

(4)　the + 比較級 ～, the + 比較級…「～すればするほど、ますます…」

(5)　the + 比較級 ～, the + 比較級…「～すればするほど、ますます…」

問3

(1)　account for ～「(～の割合)を占める」

(2)　break down「分解される」

問4

(1)　navigation「航海」、still-isolated「今でも(他の地域から)隔絶した」

(2)　be not fully undersstood「十分に理解されているわけではない(部分否定)」、make one's way into

～「～の中へと進む」、food chain「食物連鎖」

(3)　suggest that ～「～を示唆する」、be in ～ for a while「しばらくの間、～にある」、by the time ～「～までには」

(4)　sparsely populated「人口の希薄な、過疎の」、which is unlikely「そんなことはありそうにない」which は前文(= people ～ world)を先行詞とする関係代名詞

〔全文訳〕(下線部が選択肢の対応箇所)

(1)世界の海は膨大な数のプラスチック片(ペットボトル、カバン、おもちゃ、漁網など他にもあるが、たいていは微粒子になっている)で散らかっていて、今や海上のプラスチックごみが北極圏に入り込んでいる。

サイエンス・アドヴァンス誌4月19日号に掲載された、スペインのカディス大学と他の研究機関による研究によれば、(2)大海流がプラスチック片を北大西洋からグリーンランドやバレンツ海に運び、それらが海洋の表層水や海氷、おそらくは海底に蓄積するのである。

気候の変化がすでに北極海の海氷を減少させており、この地域の航海が楽になるにつれて、いまだに隔絶したこの地域での人間の活動は、おそらくますます増えるだろう。その結果、プラスチック汚染は、1980年以降世界中に広まったが、これからの数十年で北極海へと拡大する可能性があると、研究者たちは述べている。

毎年、約800万トンのプラスチックが海に投棄され、現在では1.1億トンものプラスチックごみが海洋に存在しているかもしれないと、科学者たちは推定している。プラスチック汚染が環境に及ぼす影響は完全にわかっているわけではないが、(3)それは食物連鎖にも及んでいる。海洋中のプレスチック片は、海洋のごみベルトに堆積していて、ほとんどが亜熱帯還流(海の真ん中に集まる大きな海流)にあると考えられていたが、科学者達の推定では、(3)これらの還流や外洋の他の表層水にあるのはプラスチック汚染のたった1%に過ぎない。

その研究の共同研究者の1人による別の海流モデルは、(4)プラスチックごみがまた、北極海、とりわけロシアとノルウェーの北岸の沖合にあるバレンツ海で蓄積している可能性を予想していたが、これが正しいことをこの研究は示している。

北極海の表層水中のプラスチックごみの量は、現在のところは全体の約3%に過ぎないが、その量は増加し、海底がプラスチックのごみ溜めになる可能性をその研究者たちは指摘している。

北極海のその海域は、熱塩循環(世界中の温度と塩分濃度の違いによって決まる、中心層で起こる地球規模の海洋循環)にとって重要である。その海流が温暖な表層水を北極に運ぶのと一緒に、プラスチックごみを人口が密集した海岸線からもたらし、今や微小な粒子となったプラスチック片を北極に置き去りにして、グリーンランドのような陸塊や極氷冠がそれらを閉じ込めるのであ

る。

　大きなプラスチック片がたくさんは発見されなかった
ことや、（すぐに分解する）プラスチックフィルムもあま
り見つからなかったことは、プラスチックが北極にたど
り着くまでしばらくの間海中にあったことを示してい
る。

　もしプラスチックが北極の海岸線から直接もたらされ
たとすると、人口がまばらな北極に暮らす人々が世界中
の他の人々よりもはるかに多くのプラスチックを海に投
棄していることになるが、それはありそうもないことで
ある。輸送船が通ることもあまりないので、北極に漂流
している浮き荷の量が他の地域よりはるかに多いと考え
る理由はないと研究者たちは述べている。

　(5)この研究から得られる教訓は、プラスチック汚染の
問題は国際的な合意が必要なことであろう。これらのプ
ラスチックは我々の暮らす北大西洋から来ている。北極
で起こっていることを我々が知れば知るほど、この問題
を解決するもっといい機会が得られるのである。

II
〔解答〕
問1　②
問2　①
問3　③
問4　①
問5　①
問6　①
問7　③
問8　④
問9　④
問10　①
〔出題者が求めたポイント〕
文法語法・語彙(選択)
〔解答のプロセス〕
問1　turn off ～「～を消す」
問2　put up with ～「～を我慢する」
問3　be scheduled for ～「～の予定になっている」
問4　when she was nineteen (years old)「彼女が 19
　歳だった時」
問5　by and large「概して」
問6　can ～「～の可能性がある」
問7　= If someone should call me「万一誰かが電話し
　てきたら」仮定法未来の、倒置による if の省略
問8　hesitate to do ～「～するのを躊躇する」
　introduce oneself to ～「～に自己紹介する」
問9　amasingly acute sense「驚くほど鋭い感覚」
　acute(形容詞)を修飾しているので副詞の amazingly
　を選ぶ
問10　主語の rest に合わせて therapy(単数)、単数形
　なので (many の最上級の) the most ではなく the
　best を選ぶ

III
〔解答〕
問1　①
問2　④
問3　①
問4　④
問5　①
〔出題者が求めたポイント〕
会話表現
〔解答のプロセス〕
問1　Not for another 20 minutes「あと 20 分間は来な
　いよ」、another + 複数名詞 ～「もう～、さらに～」
問2　That sounds like a good idea.「それはいいね」
　sound like ～「～のように聞こえる」
問3　I agree entirely.「完全に同意する」Not at all「全
　く反対しません」と答えているので
問4　major「(大学の)専攻科目」
問5　As long as it's not Thursday「木曜日でなければ
　(問題ない)」as long as ～「～する限りは」

IV
〔解答〕
問1　⑥−③
問2　⑧−④
問3　①−⑦
問4　⑦−④
問5　④−⑦
〔出題者が求めたポイント〕
整序問題(語句)
〔解答のプロセス〕
完成した英文
問1　(She) could have been listening , couldn't she?
　could have + 過去分詞 ～「～した可能性がある」
　の付加疑問文
問2　(Every night), more often than not, I'm in bed
　by (nine).
　more often than not「たいてい」
問3　It is because he didn't get enough sleep that
　he has trouble (concentrating).
　have trouble Ving ～「～できない」強調構文 It is
　because ～ that ...「…は～が原因だ」
問4　(Most) industrialized nations depend on oil as
　their main source of (energy).
　depend on ～ as ...「…として～に頼る」source of
　energy「エネルギー源」
問5　So many people read so many books that it's
　hard to keep up (with them).
　so ... that ～「とても…なので～」so は副詞なので、
　修飾する形容詞 many の前に置く

化　学

解答 31年度

I

〔解答〕

問1③　問2②　問3⑦　問4④　問5①
問6②

〔出題者が求めたポイント〕

物質の構成

〔解答のプロセス〕

問1　原子の中心にある原子核は，正電荷をもつ陽子と
電荷をもたない中性子からなり，そのまわりを負の電
荷をもつ電子が取り巻いている。陽子と電子の電荷は
同量で，数も同じであるから，原子全体として中性で
ある。陽子の数は元素により決まっていて原子番号と
いうが，中性子の数は決まっていない。陽子の数が同
じで中性子の数の異なる原子を同位体といい，同位体
を区別して表すには陽子と中性子の数の和の質量数を
用いる。

問2　炭素は原子番号6で，陽子数は6である。元素記
号の左肩に示された数値が質量数であるから，^{13}C の
中性子数は　$13-6=7$　である。塩素には ^{35}Cl と
^{37}Cl の2種類の同位体があるから，Cl_2 分子には
^{35}Cl–^{35}Cl，^{35}Cl–^{37}Cl，^{37}Cl–^{37}Cl の3種類の質量の
異なる分子が存在する。

問3　電子は内側から順にK殻，L殻，M殻，N殻……
と呼ばれる電子殻に位置し，原子番号10のネオンで
はK殻2個，L殻8個，原子番号20のカルシウムで
はK殻2個，L殻8個，M殻8個，N殻2個と配列
されている。元素の化学的性質は最も外側の電子によ
り決まるので最外殻電子を価電子という。カルシウム
の最外殻電子は2個なので価電子は2個である。ただ
しヘリウム，ネオンなどの貴(希)ガス元素は反応をし
ないので，価電子は0個としている。

問4　同位体の(相対質量×存在比)の和＝原子量　な
ので

$$12. \times \frac{98.9}{100} + 13.000 \times \frac{1.10}{100} = 12.011$$

問5　原子番号が大きくなると陽子の数が増え原子核の
正電荷が増すので電子を引き付ける力が強くなり，イ
オン半径は小さくなる。よってイオン半径の順は，
$O^{2-} > F^- > Na^+ > Mg^{2+} > Al^{3+}$　である。

問6　$Ca(OH)_2$ の式量＝74　　$Ca(OH)_2$ が1mol ある
と Ca^{2+} が1mol＝6.02×10^{23} 個あるので

$$6.02 \times 10^{23}/mol \times \frac{22.9\,g}{74\,g/mol} ≒ 1.86 \times 10^{23}$$

II

〔解答〕

問7④　問8⑥　問9⑧　問10①　問11⑤

問12⑥　問13⑧

〔出題者が求めたポイント〕

アンモニアの電離と中和

〔解答のプロセス〕

問7　(a)アレニウス→ブレンステッド・ローリー　H^+ の
授受による酸・塩基の定義は，ブレンステッドとロー
リーが唱えたものである。　(b)正　酸の H^+ も塩基の
OH^- も残っていない。　(c)正　水のイオン積 $K_w =$
$[H^+][OH^-]$ の値は，温度が同じならば水溶液の液性
によらず一定である。　(d)大きい→小さい　NH_3 は弱
塩基，NaOH は強塩基なので，$[OH^-]$ は $NH_3 <$ NaOH，
$[H^+]$ は $NH_3 >$ NaOH，pH は $NH_3 <$ NaOH　である。

問8　(a)中和により OH^- が減るので平衡は右に移動
(b)OH^- が増えるので平衡は左に移動　(c)溶液が薄
くなると電離度は大きくなる(平衡は右に移動)
(d)NH_4^+ が増えるので平衡は左に移動

問9　水1Lは1000gであるから，水1L中の H_2O は

$$\frac{1000\,g}{18\,g/mol} ≒ 56\,mol \qquad よって 56\,mol/L$$

問10,11　NH_3 水のモル濃度が c〔mol/L〕，電離度が α
のとき，$[NH_3] = c(1-\alpha)$〔mol/L〕
$$[NH_4^+] = [OH^-] = c\alpha \, 〔mol/L〕$$
$$K_b = \frac{[NH_4^+][OH^-]}{[NH_3]} = \frac{c\alpha〔mol/L〕 \times c\alpha〔mol/L〕}{c(1-\alpha)〔mol/L〕}$$
$$= \frac{c\alpha^2}{1-\alpha}〔mol/L〕$$

$1-\alpha ≒ 1$　とみなせるとき

$$K_b = c\alpha^2〔mol/L〕 \cdots ㋐ \qquad \alpha = \sqrt{\frac{K_b}{c}} \cdots ㋑$$

問12　$[OH^-] = c\alpha = c\sqrt{\frac{K_b}{c}} = \sqrt{cK_b} \cdots ㋒$

NH_3 4.48L は　$\frac{4.48\,L}{22.4\,L/mol} = 0.200\,mol$

濃度は　$\frac{0.200\,mol}{0.400\,L} = 0.500\,mol/L$

$[OH^-] = \sqrt{0.500\,mol/L \times 1.80 \times 10^{-5}\,mol/L}$
$= 3.00 \times 10^{-3}\,mol/L$

問13　中和の関係　酸の物質量×価数＝塩基の物質量
×価数　より

$$x〔mol/L〕 \times \frac{50.0}{1000} L \times 1 = 0.500\,mol/L \times \frac{100}{1000}L \times 1$$
$$x = 1.00〔mol/L〕$$

III

〔解答〕

問14⑧　問15①　問16⑤　問17①　問18③
問19①

〔出題者が求めたポイント〕

ハロゲン元素

〔解答のプロセス〕

問 14　ハロゲンの単体はいずれも 2 原子分子で，いずれも有色で有毒な物質である。原子番号の大きいものほどファンデルワールス力が強く，融点・沸点は高い。
　　　F_2 は淡黄色気体，Cl_2 は黄緑色気体，Br_2 は赤褐色液体，I_2 は黒紫色固体。
　　　また酸化力が強く，その強さは原子番号の小さいものほど強い。　$X_2 + 2e^- \longrightarrow 2X^-$

問 15　ハロゲンは金属元素とは陰イオンとなってイオン結合で結合して塩をつくり，非金属元素とは共有結合で結合して分子をつくる。水素との化合物（ハロゲン化水素）は刺激臭のある無色の気体であり，水溶液は酸性を示す。

問 16　F_2 と Cl_2 は気体（沸点は F_2：$-188℃$, Cl_2：$-34℃$），Br_2 は液体（融点 $-7℃$），I_2 は固体（融点 $114℃$）である。

問 17　F_2 が該当する。　$2F_2 + 2H_2O \longrightarrow 4HF + O_2$
　　　Cl_2 は水に一部溶け，HCl と $HClO$ を生じて平衡状態になる。

問 18　(a)正　$Ca(OH)_2 + Cl_2 \longrightarrow CaCl(ClO) \cdot H_2O$
　　　(b)塩素酸 $\longrightarrow$ 次亜塩素酸
　　　　$Cl_2 + H_2O \rightleftharpoons HCl + HClO$
　　　(c)上方置換 $\longrightarrow$ 下方置換　HCl は空気より重い。
　　　(d)正　NH_3 と錯イオンを生じて溶ける。
　　　　$AgCl + 2NH_3 \longrightarrow [Ag(NH_3)_2]^+ + Cl^-$

問 19　(a)正　(b)正　(c)78 → 53　I の原子番号は 53
　　　(d)約 3 ％ → 約 6 ％　1 月を 32 日とすると半減期が 4
　　　回過ぎるので，^{131}I の量は　$\left(\dfrac{1}{2}\right)^4 = \dfrac{1}{16} = 0.0625$
　　　（約 6 ％）になる。

Ⅳ
〔解答〕
問 20 ③　問 21 ②　問 22 ④　問 23 ④　問 24 ④
問 25 ①　問 26 ⑥

〔出題者が求めたポイント〕
脂肪族炭化水素

〔解答のプロセス〕
問 20　(a)正　似た構造の物質では，原子数が多いほどファンデルワールス力は強い。　(b)3 種 → 2 種
ブタン $CH_3CH_2CH_2CH_3$ と 2−メチルプロパン $(CH_3)_2CHCH_3$ の 2 種　(c)官能基 → アルキル基
官能基は $-OH$ や $-COOH$ のように化合物の性質を決める特定の基である。　(d)正　アルカン 1 mol 中の水素原子は $(2n+2)$〔mol〕なので生じる H_2O は $(n+1)$〔mol〕である。

問 21　(a)正　(b)同族体 → 特に名称はない。
　　　(c)正　2−メチルプロペン　$\overset{\overset{\textstyle CH_3}{|}}{CH_2=C-CH_3}$　と 1−ブテン
$CH_2=CHCH_2CH_3$ の分子式は C_4H_8 で同じである。
　　　(d)シス形 → トランス形

問 22　①アセトアルデヒドを経て酢酸が生じる。
　　　$K_2Cr_2O_7 + 4H_2SO_4 + 3C_2H_5OH$
　　　　$\longrightarrow K_2SO_4 + Cr_2(SO_4)_3 + 7H_2O + 3CH_3CHO$
　　　$K_2Cr_2O_7 + 4H_2SO_4 + 3CH_3CHO$
　　　　$\longrightarrow K_2SO_4 + Cr_2(SO_4)_3 + 4H_2O + 3CH_3COOH$
　　　②アセトアルデヒドが生じる。
　　　$2CH_2=CH_2 + O_2 \longrightarrow 2CH_3CHO$
　　　③アセトンが生じる。
　　　$(CH_3COO)_2Ca \longrightarrow CH_3COCH_3 + CaCO_3$
　　　④正　$CaC_2 + 2H_2O \longrightarrow CH\equiv CH + Ca(OH)_2$
　　　⑤エチレンが生じる。
　　　$C_2H_5OH \longrightarrow CH_2=CH_2 + H_2O$

問 23　付加した水素は　$4.32\,g - 4.20\,g = 0.12\,g$
　　　物質量は　$\dfrac{0.12\,g}{2.0\,g/mol} = 0.060\,mol$
　　　$22.4\,L/mol \times 0.060\,mol = 1.344 ≒ 1.34\,L$

問 24　反応したアルケン（C_nH_{2n}，分子量 $14n$）も 0.060 mol であるから，分子量は
　　　$\dfrac{4.20\,g}{0.060\,mol} = 70\,g/mol$　より 70
　　　$14n = 70$　より　$n = 5$　A は C_5H_{10}
　　　分子式 C_5H_{10} のアルケンの構造異性体は
　　　(ア) $CH_2=CH-CH_2-CH_2-CH_3$
　　　(イ) $CH_3-CH=CH-CH_2-CH_3$
　　　(ウ) $\overset{\overset{\textstyle CH_3}{|}}{CH_2=C-CH_2-CH_3}$　(エ) $\overset{\overset{\textstyle CH_3}{|}}{CH_3-C=CH-CH_3}$
　　　(オ) $\overset{\overset{\textstyle CH_3}{|}}{CH_3-CH-CH=CH_2}$ の 5 種類
　　　(イ)(2−ペンテン)にはシス−トランス異性体があるから異性体の総数は 6。

問 25　C_5H_{10} (A) $+ H_2 \longrightarrow C_5H_{12}$ (B)　アルカン(B)の構造異性体は　$CH_3CH_2CH_2CH_2CH_3$，
　　　$(CH_3)_2CHCH_2CH_3$，$(CH_3)_4C$ の 3 種類である。
　　　注　アルケンの水素付加では $(CH_3)_4C$ は得られない。

問 26　$C_2H_4 + H_2 \longrightarrow C_2H_6$
　　　　$C_2H_2 + 2H_2 \longrightarrow C_2H_6$
　　　エチレンを x〔mol〕，アセチレンを y〔mol〕とすると，合計の体積より
　　　x〔mol〕$+ y$〔mol〕$= \dfrac{6.72\,L}{22.4\,L/mol} = 0.300\,mol$
　　　付加する水素の体積より
　　　x〔mol〕$+ 2y$〔mol〕$= \dfrac{8.96\,L}{22.4\,L/mol} = 0.400\,mol$
　　　これより　$x = 0.200$〔mol〕，$y = 0.100$〔mol〕
　　　エチレンの体積は　$22.4\,L/mol \times 0.200\,mol = 4.48\,L$

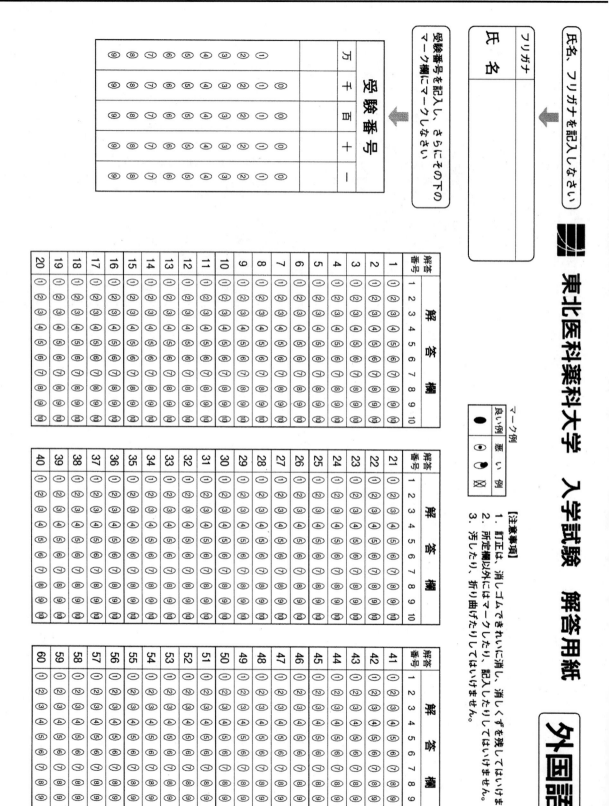

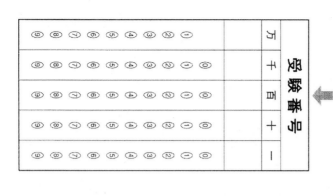

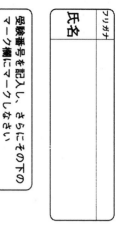

東北医科薬科大学 入学試験 解答用紙 理科

この解答用紙は 124％に拡大すると、ほぼ実物大になります。

平成30年度

問　題　と　解　答

英 語

問題

30年度

第1問 次の英文を読み、問い（問1〜4）に答えよ。

In most countries, (1)sleeping on the job isn't just frowned upon, it may get you fired. But in Japan, napping in the office is common and culturally accepted. And in fact, it is often seen as a subtle sign of diligence: You must be working yourself to exhaustion.

The word for it is *inemuri*. It is often translated as "sleeping on duty," but Dr. Brigitte Steger, a senior lecturer in Japanese studies at Downing College, Cambridge, who has written a book on the topic, says it would be more accurate to (ア) it as "sleeping while present."

That, she said, captures Japan's approach to time, where it's seen as possible to do multiple things simultaneously, (2)if at a lower intensity. So you can get credit for attending that boring quarterly sales meeting while also dreaming of a beach vacation.

Inemuri is most prevalent among more senior employees in white-collar professions, Steger said. Junior employees tend to want to stay (イ) all day and be seen as energetic, and (3)workers on assembly lines can't just nod off.

Both sexes indulge in *inemuri*, but women are more likely to be criticized for it, especially if they sleep in a position (4)that is considered unbecoming, Steger said.

Inemuri has been practiced in Japan for at least 1,000 years, and it is not restricted to the workplace. People may nap in department stores, cafes, restaurants or even a snug spot on a busy city sidewalk.

Sleeping in public is especially prevalent on commuter trains, no matter (ウ) crowded; they often turn into de facto bedrooms. It helps that Japan has a very low crime rate.

"It's very unlikely, if you are sleeping on a train, that someone would try to rob you," said Theodore C. Bestor, a professor of social anthropology at Harvard University.

Sleeping in social situations can even enhance your reputation. Steger recalled a group dinner at a restaurant where the male guest of a female colleague fell asleep at the table. The other guests complimented his (5)"gentlemanly behavior"—that he chose to stay present and sleep, rather than excuse himself.

One reason public sleeping may be so common in Japan is because people get so little sleep at home.　A 2015 government study found that 39.5 percent of Japanese adults slept less than six hours a night.

An unwritten rule of *inemuri* is to sleep compactly, without "violating spatial norms," Bestor said.　"If you stretched out under the table in the office conference room, or took up several spaces on the train, or (　エ　) out on a park bench," he said, that would draw reproach for being socially disruptive.

Steger pointed out that closed eyes may not always equal shut-eye: A person may close them just to build a sphere of privacy in a society with little of it.

That's part of why Steger said she could imagine *inemuri* waning in Japan.　These days, smartphones can transport people to their own private zones with their eyes wide open.

問1　次の[1]〜[5]の文の内容が本文の内容と一致する場合は①を、一致しない場合は②をマークせよ。

[1]　| 1 |

In Japan, napping in the office is not considered as a sign of diligence.

[2]　| 2 |

In Japan, sleeping on the job is more common among senior employees in white-collar professions than among young employees.

[3]　| 3 |

In Japan, women are likely to criticize their male colleagues for napping on the job.

[4]　| 4 |

In Japan, people tend to avoid napping outdoors.

[5]　| 5 |

Dr. Steger could imagine the habit of sleeping on the job declining in Japan due to the use of smartphones.

問2 本文中の空欄(ア)～(エ)に入る最も適当な語を、①～④の中から一つ選び、その番号をマークせよ。

[1] 空欄(ア) ⌷6⌷
  ① change ② forget ③ make ④ render

[2] 空欄(イ) ⌷7⌷
  ① awake ② awaking ③ wake ④ waking

[3] 空欄(ウ) ⌷8⌷
  ① how ② what ③ where ④ which

[4] 空欄(エ) ⌷9⌷
  ① laid ② lain ③ lay ④ lie

問3 本文中の下線部(5)"gentlemanly behavior"は、文脈から、どんな内容を指していると考えられるか。 ⌷10⌷
  ① 謝罪するよりも、そこに残って泊まること。
  ② 何も言わず、女性たちへの贈り物をそっと置いて眠ること。
  ③ 先に帰ることはせず、その場にとどまり、居眠りをすること。
  ④ 失礼とは思いながらも、そこにとどまって眠ること。

問4 本文中の下線部(1)～(4)の意味として最も適当なものを①～④の中から一つ選び、その番号をマークせよ。

[1] 下線部(1)sleeping on the job isn't just frowned upon ⌷11⌷
  ①周囲を気にしながらの睡眠は眠りが浅いだけではなく
  ②過労による居眠りは評価されないだけではなく
  ③仕事中の居眠りは顰蹙を買うにとどまらず
  ④職務中の睡眠は減給の対象になるだけではなく

[2] 下線部(2)if at a lower intensity ⌷12⌷
  ①もし可能性が低くなったら
  ②もし可能性が元々低かったら
  ③たとえ集中力が元々低くとも
  ④たとえ集中力が落ちようとも

[3] 下線部(3)workers on assembly lines can't just nod off 　13　
　① 流れ作業で働く労働者は、勝手にウトウトすることなど許されない
　② 集団で働く労働者は、自分の意思だけで働いているわけではない
　③ 工場で一列に並んで働く労働者は、作業中に首を動かすことさえできない
　④ 組合の集会に出席する労働者は、若者のそのような意見にだけは納得できない

[4] 下線部(4)that is considered unbecoming 　14　
　① 無粋だと考えられるような
　② ふさわしくないとみなされるような
　③ 信じがたいとみなされるような
　④ 大胆だと考えられるような

第2問　次の問い (問1〜10) の英文中の空欄(　15　)〜(　24　)に入る最も適当なものを①〜④の中から一つ選べ。

問1　I have to apply (　15　) a passport by the end of this week.
　① for　② in　③ to　④ with

問2　John doesn't have (　16　) experience as his brother does.
　① as many　② as much　③ of much　④ so many

問3　The newspaper reveals that the (　17　) computers are popular for their design.
　① latest　② more late　③ most late　④ most latest

問4　The school called (　18　) its sports day due to the weather.
　① for　② in　③ of　④ off

問5　I'm going to Japan on business next month, and I'm getting very (　19　) about it.
　① excite　② excited　③ exciting　④ excitement

問 6　His vague answer (　20　) me the impression that he was hiding something.
① enabled　② gave　③ held　④ spent

問 7　How come you decided (　21　) to the baseball game?
① go not　② go to not　③ not to go　④ to not going

問 8　In the future, you'll be able to avoid (　22　) fewer mistakes.
① made　② make　③ making　④ to make

問 9　The new law is scheduled to take (　23　) next month.
① affect　② affection　③ effect　④ efficiency

問 10　I think we need a more logical and (　24　) evaluation of the evidence.
① dependent　② identical　③ objective　④ subjective

第 3 問　次の会話文の意味が通るように、(　　　)内の①～④の中から最も適当なものを一つずつ選び、その番号をマークせよ。

問 1　| 25 |

A: Ms. Williams was really upset today.

B: She has no (① conscience ② indifference ③ prejudice
　④ tolerance) with lazy students.

問 2　| 26 |

A: Where are you? The movie starts in 5 minutes!

B: Sorry!　I'm having no (① luck ② occasion ③ place
　④ time) finding a parking space.

問 3　| 27 |

A: I heard you caught a cold last week.

B: Yes, it was pretty bad.　It took me a few days to (① get over
② fall through ③ reach for ④ take after) it.

問 4　| 28 |

A: Where did you live (① along with ② aside from
　③ in addition to ④ prior to) coming to Chicago?

B: In Los Angeles.　I was a manager at an IT company there for eight
　years.

問 5　| 29 |

A: I'm afraid I won't be able to visit you this winter after all.

B: (① Good luck ② Shame on you ③ What a pity
　④ What a relief)！　I was really looking forward to seeing you.

第 4 問　次の問い（問 1〜5）の日本語の文の意味に合うように[　　　]内の語句を並べかえて意味の通る英文を作り、空欄(　30　)〜(　39　)に入る語句を一つ選び、その番号をマークせよ。(ただし問 5 は、文頭に来る文字も小文字で表記してある。)

問1　メアリーは、猫とけんかをしてその耳にひどい怪我をした犬の世話をしていた。

Mary was taking (　　) (　30　) (　　) (　　) (　31　) (　　) (　　) (　　) with a cat.
[① a dog　② badly damaged　③ care　④ ears　⑤ in a fight
⑥ of　⑦ were　⑧ whose]

問2　その先生は生徒たちに、試験前に本を何冊か読むことを勧めた。

The teacher recommended (　　) (　　) (　32　) (　　) (　　) (　33　) (　　) before the exam.
[① a certain ② books　③ number　④ of　⑤ read　⑥ that
⑦ the students　]

問3　彼は言葉の学習をあまり簡単だとは思っておらず、インドネシア語を上達させるのには熱心な繰り返し練習をするしかなかった。

He doesn't (　　) (　34　) (　　), and (　　) (　　) (　35　) (　　) (　　) he improved the Indonesian.
[① diligent practice　② find　③ it was　④ learning languages
⑤ only　⑥ that　⑦ through　⑧ very easy]

問4　これらを、それぞれの幅が 3 センチ未満になるように細かく切ってください。

I (　　) (　36　) (　　) (　　) (　　) (　37　) (　　) (　　) three centimeters wide.
[① cut each of these ② into pieces　③ more　④ need　⑤ no
⑥ than　⑦ to　⑧ you]

問5　我々の計画を現実のものにするためには、投資家を探す必要がある。

(　　)(　38　)(　　)(　　)(　　)(　　)(　39　),
we need to find some venture capitalists.

[① a reality　② in　③ make　④ order　⑤ our　⑥ plan
⑦ to]

化　学

問題

30年度

必要ならば，つぎの数値を用いなさい。

原子量：H = 1，C = 12，N = 14，O = 16，Na = 23，S = 32，Cl = 35.5，Zn = 65

$\log_{10} 2 = 0.30$，$\log_{10} 3 = 0.48$

アボガドロ定数：$N_A = 6.02 \times 10^{23}$ / mol，気体定数：$R = 8.30 \times 10^3$ Pa・L / (K・mol)

0 ℃ の絶対温度：273 K

【 I 】　　つぎの文章を読んで，以下の問いに答えよ。

　　原子 1 個の質量は非常に小さく，そのままの数値では扱いにくい。そこで現在では，種々の原子の質量は，特定の原子 X 1 個の質量を基準とした相対質量で表している。原子の質量数は原子核を構成する　ア　と　イ　の数の総和であり，各原子の相対質量はそれぞれの原子の質量数にごく近い値になる。また，元素には同位体が存在することも多く，各元素の同位体の天然存在比は地球上でほぼ一定である。そこで，それぞれの同位体の相対質量と存在比から，その元素を構成する原子の平均の相対質量が計算されている。この値を元素の原子量という。例えば，周期表の 17 族に属するハロゲン元素のうち，塩素原子には ^{35}Cl（相対質量 35.0）と ^{37}Cl（相対質量 37.0）の 2 種類の同位体があり，^{35}Cl と ^{37}Cl の存在比（^{35}Cl : ^{37}Cl）は約　ウ　:　エ　であるため塩素の原子量は約 35.5 となる。一方，臭素原子にも 2 種類の同位体，^{79}Br（相対質量 79.0）と ^{81}Br（相対質量 81.0）が約 1 : 1（^{79}Br : ^{81}Br）で存在するために，臭素の原子量は約 79.9 となる。

問 1　　下線部の特定の原子 X と，　ア　，　イ　 にあてはまる正しいものの組合せはどれか。

	X	ア	イ		X	ア	イ
①	^{1}H	中性子	電子	⑥	^{12}C	電子	陽子
②	^{1}H	中性子	陽子	⑦	^{16}O	中性子	電子
③	^{1}H	電子	陽子	⑧	^{16}O	中性子	陽子
④	^{12}C	中性子	電子	⑨	^{16}O	電子	陽子
⑤	^{12}C	中性子	陽子				

問2　　ウ , エ にあてはまる最も近い数値の組合せはどれか。

	ウ	エ		ウ	エ
①	1	1	⑥	2	5
②	1	2	⑦	3	1
③	1	3	⑧	3	2
④	2	1	⑨	3	4
⑤	2	3	⑩	4	3

問3　　同位体に関するつぎの記述のうち，正しいのはどれか。

a　　互いに陽子の数は等しいが中性子の数が異なる原子同士である。

b　　互いに中性子の数は等しいが電子の数が異なる原子同士である。

c　　互いに電子の数および陽子の数がそれぞれ異なる原子同士である。

d　　質量数が17および18で，中性子の数がそれぞれ9および10の原子は，互いに同位体である。

① aのみ　　② bのみ　　③ cのみ　　④ dのみ

⑤ a,dのみ　　⑥ b,cのみ　　⑦ b,dのみ　　⑧ c,dのみ

問4　　自然界に安定に存在するホウ素原子には，^{10}B（相対質量10.0）と^{11}B（相対質量11.0）の2種類の同位体があり，その^{10}Bと^{11}Bの存在比率(%)をそれぞれ19.6%と80.4%とする。ホウ素の原子量はいくらか。最も近い値はどれか。

① 10.2　　② 10.3　　③ 10.4　　④ 10.5

⑤ 10.6　　⑥ 10.7　　⑦ 10.8　　⑧ 10.9

問5,6　　(1)式，(2)式に示す酸化還元反応について，以下の問いに答えよ。

$$_aCl_2 + _b2Br^- \rightarrow 2Cl^- + Br_2 \quad \cdots\cdots(1)$$
$$_cBr_2 + _d2I^- \rightarrow 2Br^- + I_2 \quad \cdots\cdots(2)$$

問5　　(1)式，(2)式における下線部a,b,c,dの物質のうち，酸化剤として作用しているものの正しい組合せはどれか。

① (a,b)　　② (a,c)　　③ (a,d)　　④ (b,c)　　⑤ (b,d)　　⑥ (c,d)

問 6　　ハロゲンの単体について，酸化力の強い順に並べたとき，正しいのはどれか。
　　　　ただし，不等号は　強い ＞ 弱い　とする。

① $Cl_2 > Br_2 > I_2$　　　② $Cl_2 > I_2 > Br_2$　　　③ $Br_2 > Cl_2 > I_2$

④ $Br_2 > I_2 > Cl_2$　　　⑤ $I_2 > Cl_2 > Br_2$　　　⑥ $I_2 > Br_2 > Cl_2$

【Ⅱ】　つぎの文章を読んで，以下の問いに答えよ。

　薄い酸の水溶液は　ア　味を持ち，リトマス紙を　A　に変え，ブロモチモールブルー（BTB）溶液を　B　にする。　イ　の定義では，水に溶解したときに　ウ　イオンを生じる物質を酸という。一方，薄い塩基の水溶液は　エ　味をもち，リトマス紙を　C　に，BTB 溶液を　D　にする。　イ　の定義では，水に溶解したときに　オ　イオンを生じる物質を塩基という。酸・塩基は価数により分類することができる。酸の場合，その化学式の中で，電離して H^+ となることのできる H の数を酸の価数という。塩基についても，その化学式の中で，電離して OH^- となることのできる OH の数，または受け取ることのできる H^+ の数を塩基の価数という。

問7　　ア　～　オ　にあてはまる正しいものの組合せはどれか。

	ア	イ	ウ	エ	オ
①	苦	アレニウス	オキソニウム	酸	水酸化物
②	酸	アレニウス	オキソニウム	苦	水酸化物
③	甘	ドルトン	塩化物	辛	水酸化物
④	苦	ブレンステッド・ローリー	水酸化物	酸	オキソニウム
⑤	酸	ファラデー	水酸化物	苦	オキソニウム
⑥	苦	メンデレーエフ	オキソニウム	酸	水酸化物
⑦	酸	ブレンステッド・ローリー	塩化物	苦	アンモニウム
⑧	苦	ドルトン	水酸化物	酸	オキソニウム
⑨	酸	メンデレーエフ	オキソニウム	苦	アンモニウム
⑩	辛	ファラデー	水酸化物	甘	オキソニウム

問8　　A　～　D　にあてはまる色の正しい組合せはどれか。

	A	B	C	D
①	赤色から青色	黄色	青色から赤色	青色
②	青色から赤色	緑色	赤色から青色	黄色
③	赤色から青色	青色	青色から赤色	緑色
④	青色から赤色	黄色	赤色から青色	青色
⑤	赤色から青色	緑色	青色から赤色	黄色
⑥	青色から赤色	青色	赤色から青色	緑色

問 9　水溶液中におけるシュウ酸，アンモニア，二酸化炭素の価数の正しい組合せはどれか。

	シュウ酸	アンモニア	二酸化炭素		シュウ酸	アンモニア	二酸化炭素
①	1	1	1	⑥	2	1	2
②	1	1	2	⑦	2	2	1
③	1	2	1	⑧	2	2	2
④	1	2	2	⑨	3	1	1
⑤	2	1	1	⑩	3	1	2

問 10　つぎの記述のうち，正しいのはどれか。

① 　イ　 の酸・塩基の定義では，水は相手物質によって酸にも塩基にもなりうる。
② 分子中にヒドロキシ基 −OH をもつ化合物は，すべて塩基である。
③ 水溶液中での酢酸の電離度は，そのモル濃度が大きいほど大きくなる。
④ 同じモル濃度のリン酸と塩酸では，リン酸の方が強い酸である。
⑤ 同じモル濃度の硫酸の pH と硝酸の pH を比較すると，硫酸の pH の方が小さい。

問 11　2 価の酸 X g を溶解した水溶液を過不足なく中和するのに，0.20 mol / L の 1 価の塩基の水溶液 40 mL を要した。この 2 価の酸の分子量を表す数式として正しいのはどれか。

① 50 X 　　② 75 X 　　③ 100 X 　　④ 125 X
⑤ 200 X 　　⑥ 250 X 　　⑦ 275 X 　　⑧ 300 X

問 12　25 ℃において，1.00 mol / L のアンモニア水溶液の pH は 11.7 であった。このアンモニアの電離定数 K_b は何 mol / L か。最も近い値はどれか。ただし，水のイオン積 (25 ℃) は 1.00×10^{-14} $(mol / L)^2$，また $10^{0.3} = 2.00$ とする。

① 2.00×10^{-6} 　　② 2.50×10^{-6} 　　③ 5.00×10^{-6} 　　④ 2.00×10^{-5}
⑤ 2.50×10^{-5} 　　⑥ 4.00×10^{-5} 　　⑦ 5.00×10^{-5} 　　⑧ 4.00×10^{-4}

問13　一定量の塩酸に水酸化ナトリウム水溶液を滴下したとき，水溶液中に存在するイオンの物質量の変化は下記のグラフのようになった。このとき，矢印で示した (A) ～ (D) に対応するイオンの正しい組合せはどれか。ただし，水の電離で生じた H^+ および OH^- は除くものとする。

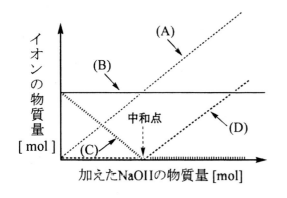

	(A)	(B)	(C)	(D)
①	H^+	OH^-	Na^+	Cl^-
②	H^+	Na^+	Cl^-	OH^-
③	OH^-	Cl^-	H^+	Na^+
④	OH^-	H^+	Na^+	Cl^-
⑤	Na^+	OH^-	Cl^-	H^+
⑥	Na^+	Cl^-	H^+	OH^-
⑦	Cl^-	Na^+	OH^-	H^+
⑧	Cl^-	H^+	OH^-	Na^+

問14　つぎの a ～ e の塩のうち，その水溶液が塩基性を示すのはどれか。

　　　a　塩化カリウム　　　b　炭酸ナトリウム　　　c　硫酸ナトリウム
　　　d　酢酸ナトリウム　　e　塩化アンモニウム

①　a のみ　　②　b のみ　　③　c のみ　　④　d のみ　　⑤　e のみ
⑥　a, c のみ　⑦　b, d のみ　⑧　d, e のみ　⑨　a, d, e のみ　⑩　b, d, e のみ

【Ⅲ】　　つぎの文章を読んで，以下の問いに答えよ。ただし，気体はすべて理想気体であるものとする。

　　ア　　より，一定温度・一定圧力で気体の体積は粒子の数に　イ　　する。これは混合気体でも成立し，同温・同圧の下で混合した気体の体積は，混合前の各気体の体積の和に等しい。例えば，体積 V_A [L]，物質量 n_A [mol] の気体 A と，体積 V_B [L]，物質量 n_B [mol] の気体 B を同温・同圧下で混合して，体積 V [L]，物質量 n [mol] の混合気体になったとき，以下の (1) 式および (2) 式が成立する。

$$n = n_A + n_B \qquad \cdots\cdots(1)$$
$$V = V_A + V_B \qquad \cdots\cdots(2)$$

　　上記の混合気体では，　(3) 式の状態方程式が成立する。ただし，p は圧力 [Pa]，T は絶対温度 [K]，R は気体定数とする。

$$pV = nRT = (n_A + n_B)RT \qquad \cdots\cdots(3)$$

　　混合気体の圧力を全圧といい，各成分気体が単独で混合気体の全体積を占めるときの圧力を分圧という。気体 A の分圧を p_A [Pa]，気体 B の分圧を p_B [Pa] とすると，各成分気体に (4) 式および (5) 式が成立する。

$$p_A V = n_A RT \qquad \cdots\cdots(4)$$
$$p_B V = n_B RT \qquad \cdots\cdots(5)$$

(4) 式と (5) 式の和は (6) 式となり，

$$(p_A + p_B)V = (n_A + n_B)RT \qquad \cdots\cdots(6)$$

(3) 式と (6) 式を比較すると，分圧の和が全圧であることがわかる。

$$p\,(全圧) = p_A + p_B\,(分圧の和) \qquad \cdots\cdots(7)$$

　　この関係を分圧の法則といい，1801 年に　ウ　　が発見した。
　　(4) 式と (5) 式より，　(8) 式が得られ，混合気体の各成分気体の分圧の比は物質量の比に等しいことがわかる。

$$\boxed{} \qquad \cdots\cdots(8)$$

　また混合気体を，ただ 1 種類の仮想の分子からなる気体として考えたとき，その混合気体の見かけの分子量を混合気体の平均分子量という。

　さらに，気体を発生させて容器に捕集する場合，水に溶けにくい気体は水上置換を用いることが多い。このとき，捕集された気体は水蒸気が飽和した混合気体になっている。したがって，捕集気体の分圧は，大気圧から水の飽和蒸気圧を差し引いたものになる。

問 15　　アとイにあてはまる語句の正しい組合せはどれか。

	ア	イ		ア	イ
①	アボガドロの法則	比例	⑥	アボガドロの法則	反比例
②	気体反応の法則	比例	⑦	気体反応の法則	反比例
③	質量保存の法則	比例	⑧	質量保存の法則	反比例
④	ドルトンの法則	比例	⑨	ドルトンの法則	反比例
⑤	倍数比例の法則	比例	⑩	倍数比例の法則	反比例

問 16　　ウにあてはまる人物は誰か。

① ボイル　　　　② シャルル　　　③ ヘンリー
④ アボガドロ　　⑤ ドルトン　　　⑥ ファラデー
⑦ オストワルト　⑧ ハーバー　　　⑨ ソルベー

問 17　　(8) 式にあてはまる数式として正しいのはどれか。

	(8) 式		(8) 式
①	$\dfrac{p_B}{p_A} = \dfrac{n_A}{n_B}$	⑤	$\dfrac{p_A}{p_B} = \dfrac{n_A}{n_A+n_B}$
②	$\dfrac{p_A}{p_B} = \dfrac{n_A}{n_B}$	⑥	$\dfrac{p_A}{p_B} = \dfrac{n_B}{n_A+n_B}$
③	$\dfrac{p_B}{p_A} = \dfrac{n_A}{n_A+n_B}$	⑦	$p_A + n_A = p_B + n_B$
④	$\dfrac{p_B}{p_A} = \dfrac{n_B}{n_A+n_B}$	⑧	$p_A + n_B = p_B + n_A$

問 18　一定温度で，1.60×10^5 Pa の窒素 N_2 3.00 L と 2.40×10^5 Pa の水素 H_2 2.00 L を 4.00 L の真空容器にすべて入れた。このとき，混合気体の全圧は何 Pa か。最も近い値はどれか。

① 6.00×10^4　　② 9.00×10^4　　③ 1.20×10^5　　④ 1.80×10^5　　⑤ 2.40×10^5

⑥ 3.20×10^5　　⑦ 4.00×10^5　　⑧ 4.80×10^5　　⑨ 6.40×10^5　　⑩ 9.60×10^5

問 19　27 ℃ において，19.2 g の酸素 O_2 と 5.60 g の窒素 N_2 を 16.6 L の真空容器にすべて入れた。このとき，混合気体の平均分子量の値はいくらか。最も近い値はどれか。

① 14.3　　② 14.5　　③ 15.0　　④ 15.5　　⑤ 15.7

⑥ 28.6　　⑦ 29.0　　⑧ 30.0　　⑨ 31.0　　⑩ 31.4

問 20　亜鉛に希硫酸を加え，発生した水素 H_2 のみを水上置換で捕集したところ，27 ℃，9.96×10^4 Pa でその体積は 830 mL であった。27 ℃ の水の飽和蒸気圧を 3.60×10^3 Pa とすると，捕集した水素 H_2 の物質量は何 mol か。最も近い値はどれか。

ただし，9.96×10^4 Pa は測定時の大気圧とする。また，水素 H_2 を捕集したメスシリンダー内の水面と外部の水面は一致しているものとする。

① 2.12×10^{-2}　　② 3.20×10^{-2}　　③ 3.32×10^{-2}　　④ 3.44×10^{-2}　　⑤ 3.62×10^{-2}

⑥ 21.2　　⑦ 32.0　　⑧ 33.2　　⑨ 34.4　　⑩ 36.2

【Ⅳ】　　つぎの文章を読んで，以下の問いに答えよ。

　同じ分子式の有機化合物同士であっても原子の配列が違えば性質が異なる場合が多い。このように分子式が同じだが構造式が異なる化合物を互いに構造異性体という。一方，原子のつながり方や結合の種類は同じであっても立体構造が異なるために生じる異性体を立体異性体という。立体異性体には二重結合に対する置換基の配置の違いに由来する　 ア 　，また不斉炭素原子を 1 個もつ化合物には，その鏡像の関係にある　 イ 　がある。

　分子内にカルボキシ基－COOH をもつ化合物をカルボン酸という。カルボン酸のうち，鎖状の炭化水素の末端にカルボキシ基 1 個が結合したものを特に脂肪酸という。このうち，炭化水素基が単結合のみからなるものを飽和脂肪酸，不飽和結合を含むものを不飽和脂肪酸という。

問 21　　 ア 　にあてはまる語句はどれか。
問 22　　 イ 　にあてはまる語句はどれか。

【問 21, 22 の解答群】

①　同素体　　　②　置換体　　　③　二量体　　　④　幾何異性体
⑤　反応中間体　⑥　光学異性体　⑦　縮合重合体　⑧　同族体

問 23　　分子式 C_6H_{10} のアルキンには構造異性体が全部で何個あるか。

①　1　②　2　③　3　④　4　⑤　5　⑥　6　⑦　7　⑧　8　⑨　9　⑩　10

問 24　　4 種のカルボン酸 A, B, C 及び D について，以下のことが実験により確認されている。カルボン酸 A, C, D に対応する化合物の正しい組合せはどれか。

1)　A と B は互いに　 ア 　であり，A は加熱すると分子内で脱水反応が起こり酸無水物となる。
2)　C は 1 価のカルボン酸で還元性を示す。
3)　D はヒドロキシ基をもつカルボン酸で　 イ 　が存在する。

	A	C	D
①	無水酢酸	オレイン酸	酒石酸
②	フマル酸	ギ酸	サリチル酸
③	マレイン酸	安息香酸	グルタミン酸
④	無水酢酸	マレイン酸	サリチル酸
⑤	マレイン酸	ギ酸	乳酸
⑥	フタル酸	オレイン酸	酒石酸

問25　次の示性式で示される脂肪酸 a 〜 c における炭素原子間の二重結合の数について，正しい組合せはどれか。なお，炭素鎖に環状構造や三重結合は存在しないものとする。

a　$C_{17}H_{35}COOH$　　　　b　$C_{17}H_{29}COOH$　　　　c　$C_{21}H_{31}COOH$

	a	b	c		a	b	c
①	0	2	4	⑥	1	3	6
②	0	2	6	⑦	1	4	8
③	0	3	6	⑧	2	4	8
④	0	3	8	⑨	2	6	8
⑤	1	2	4	⑩	2	6	10

問26　つぎに示す化合物のうち，不斉炭素原子を持たず，かつ過マンガン酸カリウムによる酸化によってアルデヒドを経てカルボン酸となるものはどれか。

①
$$CH_3-CH_2-CH_2-\underset{\underset{CH_3}{|}}{\overset{\overset{OH}{|}}{C}}-CH_3$$

②
$$CH_3-CH_2-\underset{\underset{OH}{|}}{\overset{\overset{}{|}}{CH}}-CH_2-CH_3 \\ \quad\quad\quad CH_2$$

③
$$CH_3-\underset{\underset{CH_3}{|}}{CH}-\underset{\underset{CH_3}{|}}{CH}-CH_2-OH$$

④
$$CH_3-\underset{\underset{CH_3}{|}}{CH}-\underset{\underset{CH_3}{|}}{\overset{\overset{OH}{|}}{C}}-CH_3$$

⑤
$$CH_3-CH_2-\underset{\underset{OH}{|}}{CH}-\underset{\underset{CH_3}{|}}{CH}-CH_3$$

⑥
$$CH_3-CH_2-\overset{\overset{OH}{|}}{\underset{\underset{CH_3}{|}}{C}}-\underset{\underset{CH_3}{|}}{CH}-CH_3$$

⑦
$$CH_3-\underset{\underset{CH_3}{|}}{CH}-CH_2-\underset{\underset{OH}{|}}{CH}-CH_3$$

⑧
$$CH_3-\underset{\underset{OH}{|}}{CH}-\underset{\underset{CH_3}{|}}{CH}-CH_2-CH_3$$

⑨
$$CH_3-\overset{\overset{CH_3}{|}}{\underset{\underset{CH_3}{|}}{C}}-\underset{\underset{OH}{|}}{CH}-CH_3$$

⑩
$$CH_3-CH_2-\underset{\underset{CH_3}{|}}{CH}-CH_2-OH$$

英　語

解答 30年度

❶

〔解答〕

問1　[1]　②
　　　[2]　①
　　　[3]　②
　　　[4]　②
　　　[5]　①

問2　[1]　④
　　　[2]　①
　　　[3]　①
　　　[4]　①

問3　③

問4　[1]　③
　　　[2]　④
　　　[3]　①
　　　[4]　②

〔出題者が求めたポイント〕

問1　内容把握
問2　空所補充
問3　指示語・内容把握
問4　下線部言い換え

〔全文訳〕（下線部が選択所の対応箇所）

　たいていの国では、仕事中に寝ることはひんしゅくを買うだけでなく、解雇の理由になる。[1] しかし日本では、ちょっとした勤勉の印とみなされる場合が多い（くたくたになるまで働いているに違いない、ということ）。

　それを表す言葉が「居眠り」である。「仕事中に寝ること」と翻訳されることが多いが、ケンブリッジ大学ダウニング・カレッジの日本研究学の上級講師で、最近このテーマで本を書いたブリギッテ・シテーガ博士は、「居眠り」を「その場にいて眠ること」と呼んだ方が正確だと述べている。

　その方が日本人の時間に対する捉え方をうまく表現している、たとえ集中度は落ちても同時に複数のことをこなせるとみなされるからだ、と彼女は言った。したがって、例の退屈な三か月に一回の販売会議中に、浜辺で過ごす休暇を夢を見ていても、ちゃんと参加したことが認められるのである。

　[2]「居眠り」が最もよく見られるのが、年配のサラリーマンである、とシテーガは言った。若手の社員は一日中起きていて自分が精力的だと思われたがるし、組み立てラインで働く労働者は、ウトウトなどしていられないからだ。

　「居眠り」をする点では男女とも同じだが、[3] 女性の方が、とりわけ居眠りにふさわしくない地位にある場合は、批判の対象になることが多い、とシテーガは言った。

　「居眠り」の歴史は、日本で少なくとも 1000 年以上あって、仕事場だけに限られているわけではない。[4] 人々

は、デパートやカフェ、レストラン、あるいは人通りの多い都市部の歩道の、快適な場所でさえも眠ることができるのである。

　居眠りがとりわけ多いのは、どんなに混雑していようとも、通勤電車である。車内は、しばしば事実上の寝室へと変貌する。日本の犯罪率が極めて低いことも一役買っている。

　「車中で眠っていて襲われることはまずありません」と、ハーバード大の社会人類学教授デオドール・C・ベスターは言った。

　それどころか、社交の場で寝ることで評価が高まることもある。シテーガが覚えているあるレストランでの会食では、ある女性が招待した同僚の男性が食事中に寝てしまった。だが、他の招待客は、彼の「紳士的振る舞い」に好意を示した。すなわち、その場から立ち去ってしまうよりも寝ながらでも残ることを選択したことにである。

　公共の場所で寝ることが日本でよく行われている理由の一つは、自宅での睡眠時間が極めて短いことである。2015 年の政府の調査によれば、睡眠時間が一日 6 時間未満の成人は 39.5% である。

　「居眠り」に関する不文律は、「空間マナーを守って」、おとなしく寝ることである、とベスターが言った。「会議室のテーブルの下で足を延ばしたり、車中で他人の空間を犯したり、公園のベンチで横になったりすれば」と彼は言った。そんな行為をしたら、社会の規律を乱したとして非難を招くだろう。

　目を閉じているからといって、必ずしも眠っていることにはならない、なぜなら、プライバシーがほとんどない社会で、目を閉じて私的空間を創造しているのかもしれないからだ、とシテーガは指摘した。

　[5] 居眠りは日本では減ってきていると推測できる、とシテーガが言っている理由の一つがこれである。近頃では、スマホのおかげで目を開けたままでも自分の私的空間へと行けるからである。

〔解答のプロセス〕

問1

　選択肢訳

　[1]　日本では、職場で居眠りすることは勤勉の印とはみなされない。[第 1 段落]
　[2]　日本では、仕事中に寝ることは、若いサラリーマンよりも年配のサラリーマンに多い。[第 4 段落]
　[3]　日本では、女性は居眠りをしている男性の同僚を非難する可能性が高い。[第 5 段落]
　[4]　日本では、外では居眠りするのは避ける傾向にある。[第 6 段落]
　[5]　スマホの使用のため、仕事中に寝る習慣は減っていることは、シテーガ博士には見当がついた。[第 13 段落]

問2

　[1]　render A as B「A を B と描写する」

[2]　stay awake「起きている」

[3]　no matter how ～「たとえどんなに～だとして
も」

[4]　lie out「横たわる」

問3　―（ダッシュ）以下の具体的記述、"that he chose
to stay present and sleep, rather than excuse
himself"を指す　excuse oneself「席を外す、帰る」

問4

[1]　frown upon「～に眉をひそめる」

[2]　lower intensity「（仕事などの）熱心さがより低
い→集中力が落ちる」

[3]　nod off「ウトウトする」

[4]　becoming「似合う、ふさわしい」

2

〔解答〕

問1　①
問2　②
問3　①
問4　④
問5　②
問6　②
問7　③
問8　③
問9　③
問10　③

〔出題者が求めたポイント〕

文法語法（選択）

〔解答のプロセス〕

問1　apply for ～「～を求めて申請する」

問2　as ～ as の同等比較文、experience が不可算名
詞なので much を用いる

問3　the latest「最新の」

問4　call off ～「～を中止する」

問5　be excited about ～「（人が）～に興奮する」

問6　give someone the impression that ～「～とい
う印象を人に与える」

問7　decide not to do ～「～しないことに決める」

問8　avoid doing ～「～するのを避ける」

問9　take effect「（法律などが）発効する」

問10　a more logical and objective evaluation「より
論理的で客観的な評価」

3

〔解答〕

問1　④
問2　①
問3　①
問4　④
問5　③

〔出題者が求めたポイント〕

会話表現

〔解答のプロセス〕

問1　have no tolerance ～「我慢できない、決して許
さない」

問2　have no luck doing ～「～がうまくいかない」

問3　get over ～「（病気など）を克服する」

問4　prior to ～「～より前に」

問5　What a pity!「残念だ」

4

〔解答〕

問1　⑥―④
問2　⑤―④
問3　④―⑦
問4　⑧―⑤
問5　④―①

〔出題者が求めたポイント〕

整序問題（語句）

〔解答のプロセス〕

問1　(Mary was taking) care of a dog whose ears
were badly damaged in a fight (with a cat).
take care of ～「～の世話をする」

問2　The teacher recommended that the students
read a certain number of books before the exam.
recommend that S ＋ 原型動詞 ～「Sに～するよう
勧める」　a certain number of ～「一定数の～」

問3　(He doesn't) find learning languages very
easy, and it was only through diligent practice that
(he improved the Indonesian).
find ＋ O ＋ C「O が C だと分かる」　強調構文 It is
only ～ that …「…は～だけである」

問4　(I) need you to cut each of these into pieces
no more than (three centimeters wide).
need ＋ O ＋ to do ～「O にぜひ～してほしい」　cut
～ into pieces「～を（…の大きさに）切り分ける」　no
more than ～「～未満」

問5　In order to make our plan a reality, (we need
find some venture capitalists).
in order to do ～「～するために」　make ＋ O ＋ C「O
を C にする」

化　学

解答

30年度

I

〔解答〕

問1⑤　問2⑦　問3⑤　問4⑦　問5②　問6①

〔出題者が求めたポイント〕

原子量，ハロゲンの酸化力

〔解答のプロセス〕

問1　原子量の基準は，質量数（陽子と中性子の数の和）が 12 の炭素原子 $^{12}C = 12$ である。

問2　^{35}Cl と ^{37}Cl の存在比を $x : y$ とすると

$$35.0 \times \frac{x}{x+y} + 37.0 \times \frac{y}{x+y} = 35.5$$

$$0.5x - 1.5y \qquad \frac{x}{y} = \frac{1.5}{0.5} = \frac{3}{1}$$

問3　(a)正　(b),(c)陽子の数が異なるので同位体ではない。　(d)正　質量数 17，中性子数 9→陽子数 8　質量数 18，中性子数 10→陽子数 8　陽子数が同じであるから同位体である。

問4　$10.0 \times \dfrac{19.6}{100} + 11.0 \times \dfrac{80.4}{100} = 10.80 \fallingdotseq 10.8$

問5　(1)式で，Cl_2 は電子を得ている＝還元されている＝酸化剤。Br^- は還元剤。
　　(2)式で，Br_2 は電子を得ている＝還元されている＝酸化剤。I^- は還元剤。

問6　ハロゲン単体の酸化力は，原子番号の小さい元素ほど強い。$F_2 > Cl_2 > Br_2 > I_2$

II

〔解答〕

問7②　問8④　問9⑥　問10⑤　問11⑥
問12⑤　問13⑥　問14⑦

〔出題者が求めたポイント〕

酸と塩基

〔解答のプロセス〕

問7,8　アレニウスの定義では，水に溶解したときに水素イオンとなる水素をもつ物質で，水素イオンは水中ではオキソニウムイオンとなって酸性を示す。塩基は水に溶解したとき水酸化物イオンを生じる物質で，水酸化物イオンが塩基性を示す。酸性の水は酸味を持ち，リトマス紙を赤変し，ブロモチモールブルーを黄色にする。塩基性の水は苦味をもち，リトマス紙を青変しブロモチモールブルーを青色にする。

問9　シュウ酸 $H_2C_2O_4$ は 1 分子から H_3O^+ を 2 個生じるので 2 価の酸，アンモニア NH_3 は 1 分子から OH^- を 1 個生じるから 1 価の塩基，二酸化炭素 1 分子は水と反応すると H_3O^+ を 2 個生じるから 2 価の酸である。

$$CO_2 + H_2O \longrightarrow H_2CO_3 \longrightarrow 2H^+ + CO_3^{2-}$$

問10　①アレニウスの定義では，H_2O は酸にも塩基にも属さない。ブレンステッド・ローリーの定義では相与によって酸にも塩基にもなる。　②–OH があってもアルコールは中性物質でフェノールは酸である。③弱酸の電離度はモル濃度が小さいほど大きい。$\alpha = \sqrt{K_a/c}$　④塩酸は強酸，リン酸は中程度の酸である。　⑤正　H_2SO_4 は 2 価の強酸，HNO_3 は 1 価の強酸であるから，同じモル濃度では $[H^+]$ は H_2SO_4 の方が 2 倍大きく，pH は小さい。

問11　H^+ と OH^- は同じ物質量で反応するから，中和のとき，酸の物質量×価数＝塩基の物質量×価数　の関係がある。よって 2 価の酸の分子量を M とすると

$$\frac{X(g)}{M(g/mol)} \times 2 = 0.20\,mol/L \times \frac{40}{1000}\,L \times 1$$

$$M = 250X$$

問12　$pH = 11.7$　$[H^+] = 10^{-11.7}\,mol/L$
$$= 10^{-12} \times 10^{0.3} = 2.00 \times 10^{-12}\,mol/L$$
$$[OH^-] = \frac{1.00 \times 10^{-14}\,mol^2/L^2}{2.00 \times 10^{-12}\,mol/L} = 5.00 \times 10^{-3}\,mol/L$$

近似式　$[OH^-] = \sqrt{K_b c}$　より

$$K_b = \frac{[OH^-]^2}{c} = \frac{(5.00 \times 10^{-3}\,mol/L)^2}{1.00\,mol/L}$$
$$= 2.50 \times 10^{-5}\,mol/L$$

問13　$HCl + NaOH \longrightarrow NaCl + H_2O$
　実際の反応は　$H^+ + OH^- \longrightarrow H_2O$　よって
　H^+：次第に減少し，中和後 0 となる→直線 C
　OH^-：中和点まで 0，その後次第に増加する→直線 D
　Cl^-：最初から増減なし→直線 B
　Na^+：最初 0，次第に増加する→直線 A

問14　(a)強酸 HCl と強塩基 KOH の正塩で中性
　(b)弱酸 H_2CO_3 と強塩基 NaOH の塩で塩基性
　　　$CO_3^{2-} + H_2O \rightleftharpoons HCO_3^- + OH^-$
　(c)強酸 H_2SO_4 と強塩基 NaOH の正塩で中性
　(d)弱酸 CH_3COOH と強塩基 NaOH の塩で塩基性
　　　$CH_3COO^- + H_2O \rightleftharpoons CH_3COOH + OH^-$
　(e)強酸 HCl と弱塩基 NH_3 の塩で酸性
　　　$NH_4^+ + H_2O \longrightarrow NH_3 + H_3O^+$

III

〔解答〕

問15①　問16⑤　問17②　問18⑤　問19⑨
問20②

〔出題者が求めたポイント〕

気体の法則

〔解答のプロセス〕

問15　同温，同圧，同体積の気体中には同数の分子を含む（アボガドロの法則）から，一定温度，一定圧力の気体の体積と含まれる気体分子数は比例する。

問16　イギリスのドルトンである。

問 17　$\dfrac{(4)式}{(5)式}$ より　$\dfrac{p_A}{p_B}=\dfrac{n_A}{n_B}$

問 18　窒素の分圧を p_1〔Pa〕，水素の分圧を p_2〔Pa〕とすると，ボイルの法則より

$$1.60\times10^5\,Pa\times3.00\,L=p_1〔Pa〕\times4.00\,L$$
$$p_1=1.20\times10^5〔Pa〕$$
$$2.40\times10^5\,Pa\times2.00\,L=p_2〔Pa〕\times4.00\,L$$
$$p_2=1.20\times10^5〔Pa〕$$

全圧 $P=p_1+p_2$
$$=1.20\times10^5\,Pa+1.20\times10^5\,Pa$$
$$=2.40\times10^5\,Pa$$

問 19　酸素 19.2 g は　$\dfrac{19.2\,g}{32\,g/mol}=0.600\,mol$

窒素 5.60 g は　$\dfrac{5.60\,g}{28\,g/mol}=0.200\,mol$

平均分子量 ＝（成分気体の分子量×モル分率）の和
$$=32.0\times\dfrac{0.600}{0.600+0.200}+28.0\times\dfrac{0.200}{0.600+0.200}$$
$$=31.0$$

問 20　捕集した水素の分圧 ＝ 大気圧 － 飽和水蒸気圧
$$=9.96\times10^4\,Pa-3.60\times10^3\,Pa=9.60\times10^4\,Pa$$
水素を n〔mol〕とすると，気体の状態方程式より
$$9.60\times10^4\,Pa\times830\times10^{-3}\,L$$
$$=n〔mol〕\times8.30\times10^3\,Pa\cdot L/(K\cdot mol)\times(27+273)K$$
$$n=3.20\times10^{-2}〔mol〕$$

Ⅳ
〔解答〕

問 21 ④　問 22 ⑥　問 23 ⑦　問 24 ⑤　問 25 ③
問 26 ②

〔出題者が求めたポイント〕

脂肪族化合物の構造と性質

〔解答のプロセス〕

問 21　C＝C 結合が自由回転できないために生じる置換基の配置による異性体を幾何異性体(シス‐トランス異性体)という。

問 22　不斉炭素原子のため生じる実物と鏡像の関係の異性体を鏡像異性体(光学異性体)という。

問 23　アルカン C_6H_{14} の構造異性体に，端から順に C≡C を入れて考える。

```
C≡C-C-C-C-C      C-C≡C-C-C-C
C-C-C≡C-C-C         C
                    |
                 C-C-C≡C-C
        C              C
        |              |
   C-C-C-C≡C     C≡C-C-C-C
        C
        |
   C-C-C≡C    の 7 種類
        |
        C
```

問 24　(1)選択肢より，幾何異性体の関係にあるのはマレイン酸とフマル酸。シス形のマレイン酸は 2 個の －COOH が近いので容易に分子内脱水して酸無水物の

無水マレイン酸になるが，トランス形のフマル酸は 2 個の －COOH が離れていて分子内脱水しない。

マレイン酸 (A)　　　　　　フマル酸 (B)

$$\underset{H}{\overset{HOOC}{>}}C=C\underset{H}{\overset{COOH}{<}}\qquad \underset{H}{\overset{HOOC}{>}}C=C\underset{COOH}{\overset{H}{<}}$$

無水マレイン酸

(2)ギ酸にはアルデヒド基が含まれていて還元性を示す。

$$H-C\underset{O-H}{\overset{=O}{<}}$$

(3)選択肢のうちヒドロキシ基をもつカルボン酸は酒石酸，サリチル酸，乳酸。そのうち不斉炭素原子 C^* があるのは酒石酸と乳酸である。

酒石酸　$HOOC-C^*H(OH)-C^*H(OH)-COOH$
乳酸　$CH_3C^*H(OH)COOH$
サリチル酸

問 25　飽和脂肪酸は $C_nH_{2n+1}COOH$

(a)H の数は　$17\times2+1=35$　になっていて飽和である(C＝C は 0)

(b)H の数は飽和のときの 35 より 6 少ないので C＝C は　6/2＝3 個　である。

(c)飽和のときの H の数は　$21\times2+1=43$
飽和のときより H の数が　$43-31=12$　少ないので C＝C の数は　12/2＝6 個　である。

なお a はステアリン酸。b はリノレン酸，c はドコサヘキサエン酸 DHA である。

問 26　$KMnO_4$ による酸化でアルデヒドを経てカルボン酸になるのは $-CH_2OH$ をもつ第一級アルコールで②，③，⑩。このうち不斉炭素原子 C^* をもたないのは②。

②$CH_3-CH_2-\underset{\underset{OH}{\overset{|}{CH_2}}}{\overset{|}{CH}}-CH_2-CH_3$

③$CH_3-\underset{CH_3}{\overset{|}{CH}}-C^*H-\underset{CH_3}{\overset{|}{}}CH_2-OH$

⑩$CH_3-CH_2-C^*H-\underset{CH_3}{\overset{|}{}}CH_2-OH$

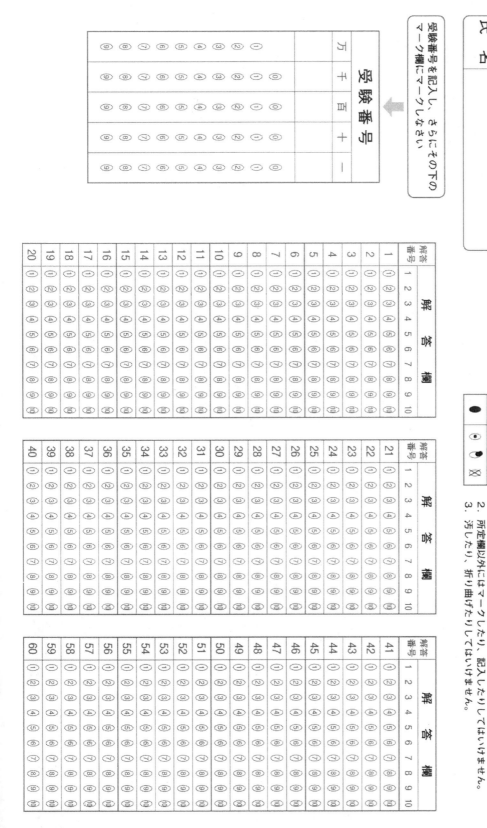

東北医科薬科大学　入学試験　解答用紙

外国語

東北医科薬科大学 入学試験 解答用紙 理科

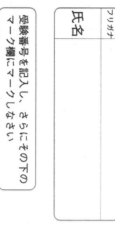

氏名、フリガナを記入しなさい

フリガナ

氏名

受験番号を記入し、さらにその下の
マーク欄にマークしなさい

受験番号
万	千	百	十	一

解答科目欄
化学	物理	生物
○	○	○

1科目だけマークしなさい。
解答科目欄が無マーク又は複数マークの場合は0点となります。

マーク例
良い例 ●
悪い例 ◉ ◒ ✕

【注意事項】
1. 訂正は、消しゴムできれいに消し、消しくずを残してはいけません。
2. 所定欄以外にはマークしたり、記入したりしてはいけません。
3. 汚したり、折り曲げたりしてはいけません。

この解答用紙は124%に拡大すると、ほぼ実物大になります。

平成29年度

問　題　と　解　答

英 語

問題

29年度

第1問 次の英文を読み、問い（問1〜4）に答えよ。

Excessive use of computer games among young people in China (1)appears to be taking an alarming turn and may have particular relevance for American parents whose children spend many hours a day focused on electronic screens. The documentary "Web Junkie" highlights the tragic effects on teenagers who become （ ア ） on video games, playing for dozens of hours at a time often without breaks to eat, sleep or even use the bathroom. Many come to view the real world as fake.

Chinese doctors consider this phenomenon a clinical disorder and have established rehabilitation centers where afflicted youngsters are confined for months of sometimes draconian therapy, completely isolated from all media, (2)the effectiveness of which remains to be demonstrated.

While Internet addiction is not yet considered a clinical diagnosis here, there is no question that (3)American youths are plugged in and turned out of "live" action for many more hours of the day than experts consider healthy for normal development. And it starts early, often with preverbal toddlers handed their parents' cellphones and tablets to entertain themselves when they should be observing the world around them and interacting with their caregivers.

Before age 2, children should not be exposed to any electronic media, the American Academy of Pediatrics maintains, because "a child's brain develops rapidly during these first years, and young children learn best by interacting with people, not screens." Older children and teenagers should spend (4)only one or two hours a day with entertainment media, preferably with high-quality content, and spend more free time playing outdoors, reading, doing hobbies and "using their imaginations in free play," the academy recommends.

Technology is a poor substitute for personal interaction. Dr. Catherine Steiner-Adair, a Harvard-affiliated clinical psychologist and author of the best-selling book *The Big Disconnect: Protecting Childhood and Family Relationships in the Digital Age* says, "children have to know that (5)life is fine off the screen. It's interesting and good to be curious about other people, to learn how to listen. It teaches them social and emotional intelligence, which is critical for success in life."

(6)<u>Children who are heavy users of electronics may become adept at multitasking</u>, but they can lose the ability to focus on (　イ　) is more important, a trait critical to the deep thought and problem solving needed for many jobs and other endeavors later in life.

(7)<u>Texting looms as the next national epidemic</u>, with half of teenagers sending 50 or more text messages a day and those aged 13 through 17 averaging 3,364 texts a month, Amanda Lenhart of the Pew Research Center found in a 2012 study.

There can be physical consequences, too.　Children can develop pain in their fingers and wrists, narrowed blood vessels in their eyes, and neck and back pain from being slumped over their phones, tablets and computers.

問1　次の[1]〜[5]の文の内容が本文の内容と一致する場合は①を、一致しない場合は②をマークせよ。

[1]　| 1 |

Internet addiction is considered a clinical disorder in the United States while it is not so in China.

[2]　| 2 |

Young people in both China and the United States worry about their own excessive use of computer games.

[3]　| 3 |

Experts do not consider playing video games unhealthy because it has nothing to do with the normal development of young people.

[4]　| 4 |

The American Academy of Pediatrics claims that children before age 2 should spend time interacting with other people.

[5]　| 5 |

Using cellphones, tablets and computers for many hours a day has a negative effect on physical health.

問2 本文中の空欄(ア)、(イ)に入る最も適当な語を、①～④の中から一つ選び、その番号をマークせよ。

[1] 空欄(ア) ☐6
   ① hook ② hooked ③ hooking ④ hooks

[2] 空欄(イ) ☐7
   ① how ② that ③ what ④ which

問3 下線部(4)"only"と最も近い意味の語句を①～④の中から一つ選び、その番号をマークせよ。 ☐8
   ① less than ② no less than ③ no more than ④ not more than

問4 本文中の下線部(1)～(3)および (5)～(7)の意味として最も適当なものを①～④の中から一つ選び、その番号をマークせよ。

[1] 下線部(1) ☐9
   ① 新たな転換期に来ているようだ
   ② 気がかりな展開になりつつあるようだ
   ③ 目の覚めるような事態になっているようだ
   ④ 異様な雰囲気になっているようだ

[2] 下線部(2) ☐10
   ① その効果が知られるのはこれからだ
   ② その効果は証明され続けている
   ③ その効果が宣伝されるのはこれからだ
   ④ その効果が証明されるのはこれからだ

[3] 下線部(3)　11

① アメリカの若者たちは一日の長い時間をインターネットの使用に費やしたが、正常な発育が妨げられると考えた専門家たちの心配も杞憂に終わり、現実の社会に再び戻ってきた

② アメリカの若者たちは、正常な発育のための健全性を訴える専門家であるにもかかわらず、一日の大半の時間をインターネットに費やしているが、実社会にもより目を向けるようになった

③ アメリカの若者たちは、専門家が正常な発育にとって健全と考える一日の時間をはるかに超えて、インターネットを使用し、現実の世界から疎外されている

④ アメリカの若者たちがインターネット使用を極力控え、現実の世界により目を向けるようになって初めて、専門家たちは正常な発育のための健全性について考えるようになった

[4] 下線部(5)　12

① 電子画面があることで、生活は豊かになる

② 電子画面がなくとも、生活には不都合はない

③ 電子画面を消せば、生活の質が上がる

④ 電子画面を消せば、生活は不便になる

[5] 下線部(6)　13

① 電子機器の使用時間が長い子供たちは、複数の作業を同時にこなす能力がつくかもしれない

② 数多くの電子機器を使う子供たちは、細かい仕事への集中力が身につくかもしれない

③ 数多くの電子機器を使う子供たちは、様々な仕事への適応能力が身につくかもしれない

④ 電子機器の使用時間が長い子供たちは、いろいろな仕事への適応能力を身につけるかもしれない

[6] 下線部(7) 14
① メッセージのやりとりは、次世代の国家の危機になる余地がある
② 電子書籍が、次世代の技術として流行しつつある
③ メッセージのやりとりが、次世代の全国的流行として迫っている
④ 新しい携帯端末は、伝染病のように次々に現れる

第 2 問

次の問い（問 1〜5）の A と B の会話が自然になるように、B の空欄に入る最も適当なものを枠内の①〜⑦の中から一つ選び、その番号をマークせよ。ただし、同じ選択肢を繰り返し選んではいけない。

問 1 A: That's a fairly difficult question for me to answer right away.
　　　B: (15)

問 2 A: How far does this train go?
　　　B: (16)

問 3 A: I did as he told me to do and failed.
　　　B: (17)

問 4 A: Let's rack our brains more.
　　　B: (18)

問 5 A: I don't know why I feel so tired these days.
　　　B: (19)

① You shouldn't blame others.
② You should see a doctor.
③ Just give her time, then she'll be able to manage it.
④ To Sendai, sir.
⑤ Two heads are better than one and we may come up with some good ideas.
⑥ Take your time.　Don't rush.
⑦ I finished them the day before yesterday.

第 3 問　次の問い（問 1〜10）の英文中の空欄（ 20 ）〜（ 29 ）に入る最も適当な語句を①〜④の中から一つ選び、その番号をマークせよ。

問 1　I remember (　20　) the letter yesterday.
　① I have posted　② posting　③ to post　④ to posting

問 2　 Students should try (　21　) late.
　① not be　② not to be　③ to don't be　④ to not be

問 3　Bill moved to Spain just a few months ago, so he isn't used
　(　22　) Spanish as yet.
　① speaking　② to be spoken　③ to speak　④ to speaking

問 4　If you want to lose weight, you'll have to be careful about (　23　)
　you eat.
　① as　② that　③ what　④ which

問 5　The wall wasn't (　24　) bears out.
　① high enough to keep　　② higher than to keep
　③ so high as keep　　④ so high that can keep

問 6　My uncle was the only person (　25　) in the car accident.
　① being injured　② injure　③ injured　④ injuring

問 7　Susie showed up half an hour late (　26　) usual.
　① as　② in　③ like　④ than

問 8　You had better take an umbrella in (　27　) it rains.
　① case　② fearing　③ place　④ time

問 9　(　28　) very cloudy, we decided to go on a picnic.
　① Being　② Having been　③ It being　④ It was

問 10　Jane walked out of the house without (　29　) saying a word to her mother.

① as little as　② better than　③ less than　④ so much as

第4問　次の問い (問1〜5) の日本語の文の意味に合うように[　]内の語句を並べかえて意味の通る英文を作り、空欄 (　30　)〜 (　39　)に入る語句を一つ選び、その番号をマークせよ。(ただし問2は、文頭に来る文字も小文字で表記してある。)

問1　私の夫は、家の中の仕事は何でもするが、洗濯だけはしない。

My husband (　) (　30　) (　) (　) (　31　) (　) laundry.

[① but　② does　③ everything　④ in　⑤ the　⑥ the house]

問2　この治療法は、胃の病気に良く効くに違いない。

(　) (　) (　) (　32　) (　) (　) (　33　) (　) gastric diseases.

[① be　② great　③ must　④ of　⑤ therapy　⑥ this　⑦ to
⑧ value]

問3　出発時間までに戻って来るのであれば、どこへ行っても結構です。

You can go (　) (　) (　34　) (　) (　) (　) (　35　) (　) we leave.

[① anywhere　② as　③ by　④ return　⑤ long as
⑥ you　⑦ you like　⑧ the time]

問4　我々は、これらの写真をできるだけ多くの人に見てもらいたい。

We want (　36　) (　) (　) (　) (　) (　37　) (　) (　).

[① as　② as possible　③ be　④ by　⑤ many people　⑥ seen
⑦ these photographs　⑧ to]

問 5　メアリーは、自分がしたことを友人たちに信じさせることができるか
　　　どうか考えていた。
　　　Mary was wondering (　　　) (　　　) (38) (　　　) (　　　)
　　　(　　　) (　　　) (39) she had accomplished.
　　　[① believe　② could　③ friends　④ her　⑤ if　⑥ make
　　　　⑦ she　⑧ what]

化　学

問題

29年度

必要ならば，つぎの数値を用いなさい。

原子量：H = 1，C = 12，O = 16，Na = 23，S = 32，Cl = 35.5

$\log_{10}2 = 0.30$，$\log_{10}3 = 0.48$

気体定数：$R = 8.30 \times 10^3$ Pa・L / (K・mol)，ファラデー定数：9.65×10^4 C / mol

0 ℃の絶対温度：273 K

【 I 】　　つぎの文章を読んで，以下の問いに答えよ。

　　原子の中心にあるほとんどの原子核は，正の電荷をもついくつかの ア と，電荷を持たないいくつかの イ からできており，ア と イ の質量はほぼ等しい。原子核の周りに存在する ウ は負の電荷をもつ粒子であり，その質量は小さく，ア や イ の質量の約 1 / 1840（1840 分の 1）である。原子核中の ア の数は元素の種類によって異なり，これをその原子の エ という。一方，原子核中の ア と イ の数の和を，その原子の オ という。原子中の電子は，電子殻とよばれるいくつかの軌道に分かれて存在している。電子殻は原子核に近い内側から順に K 殻，L 殻，M 殻，N 殻 ・・という。

　　ところで，成層圏では窒素原子 ^{14}N と宇宙からの放射線の作用により，放射能をもつ ^{14}C が絶えず発生しているため大気中の ^{14}C の割合はほぼ一定に保たれている。植物は ^{14}C を含む二酸化炭素 CO_2 を取り込み，また動物は植物を食べるため，生物は体内に大気と同じ割合の ^{14}C をもっている。生物が死ぬと体外から ^{14}C の取り込みが途絶え，体内の ^{14}C は一定の割合で壊れて減り続ける。^{14}C が壊れて量が半分になるまでの時間は約 5700 年である。したがって，遺跡など考古学的資料の調査において，その ^{14}C の存在比を調べることで年代測定ができる。

問 1　　ア ～ ウ にあてはまる語句の正しい組合せはどれか。

	ア	イ	ウ
①	陽子	電子	中性子
②	陽子	中性子	電子
③	電子	中性子	陽子
④	電子	陽子	中性子
⑤	中性子	電子	陽子
⑥	中性子	陽子	電子

問2 　エ　と　オ　にあてはまる語句の正しい組合せはどれか。

	エ	オ
①	原子量	質量
②	原子量	質量数
③	原子番号	質量
④	原子番号	質量数
⑤	質量	原子量
⑥	質量	原子番号
⑦	質量数	原子量
⑧	質量数	原子番号

問3 　ア　の数は同じであるが，　イ　の数が異なる原子を互いに何というか。

① 同位体	② 同素体	③ 同族体	④ 異性体
⑤ 二量体	⑥ 中間体	⑦ 置換体	⑧ 重合体

問4 　^{52}Cr 原子の3価の陽イオン（Cr^{3+}）には 21 個の　ウ　が存在する。　イ　の数はいくつか。

① 16	② 19	③ 22	④ 25	⑤ 28
⑥ 31	⑦ 34	⑧ 37	⑨ 40	⑩ 44

問5 　原子の電子配置に関するつぎの記述のうち，正しいものの組合せはどれか。

a 電子は，原子核から遠いほどエネルギーの低い安定な状態になる。
b マグネシウムイオン Mg^{2+} は，アルゴン原子 Ar と同じ電子配置をもつ。
c ヘリウム He を除く，希ガス原子の最外殻電子および価電子の数は共に8個である。
d N 殻は最大 32 個の電子を収容することができる。
e L 殻と M 殻では，1〜7 個の電子が価電子になる。

① (a, b)	② (a, c)	③ (a, d)	④ (a, e)	⑤ (b, c)
⑥ (b, d)	⑦ (b, e)	⑧ (c, d)	⑨ (c, e)	⑩ (d, e)

問6　下の表は，周期表の第 3 周期に属するすべて元素の第一イオン化エネルギーを順不同で示したものである。このうち，最も陽イオンになりやすい元素と最も電子親和力が大きい元素の正しい組合せはどれか。ただし，$a \sim h$ は仮の元素記号とする。

	a	b	c	d	e	f	g	h
第一イオン化エネルギー	1251	1012	496	1521	578	738	1000	787

	①	②	③	④	⑤	⑥	⑦	⑧
最も陽イオンになりやすい元素	a	a	c	c	d	d	e	e
最も電子親和力が大きい元素	c	e	a	d	c	e	a	d

問7　ある遺跡から発掘された木材中の ^{14}C を調べると，その存在比は大気の ^{14}C の 12.5 ％であった。この木材は今から約何年前に切り倒されたものと推定できるか。

① 1425　　② 1900　　③ 2850　　④ 5700

⑤ 8550　　⑥ 11400　　⑦ 17100　　⑧ 22800

【Ⅱ】　　つぎの文章を読んで，以下の問いに答えよ。

　物質の量を表すとき，質量（g）や体積（L）を用いることが多いが，化学変化における量の関係を正確に表すには，質量や体積よりも，個数を使ったほうが便利なことが多い。化学では，$6.02×10^{23}$ 個（アボガドロ数）の粒子の集団を 1 つの単位として扱う。すなわち，アボガドロ数の粒子の集団を 1 モル（1 mol）といい，モル（mol）を単位として表した物質の量を物質量という。一方，溶液の濃度を表すには，質量パーセント濃度（%）やモル濃度（mol / L）などが用いられる。また，水溶液の酸性や塩基性の程度は，pH（水素イオン指数）という数値で表される。pH は，水溶液中の水素イオン濃度 $[H^+]$ の大きさを示す指標である。なお，$[H^+]$ はモル濃度で表される。

問 8　　二酸化炭素 66.0 g の中に，酸素原子は何個含まれるか。最も近い値はどれか。

① $9.03×10^{22}$　　② $1.81×10^{23}$　　③ $2.71×10^{23}$　　④ $4.52×10^{23}$
⑤ $9.03×10^{23}$　　⑥ $1.81×10^{24}$　　⑦ $2.71×10^{24}$　　⑧ $4.52×10^{24}$

問 9, 10　安息香酸の完全燃焼に関する以下の問いに答えよ。

問 9　　安息香酸を完全燃焼させると水と二酸化炭素が生成する。この化学反応式はどれか。

① $C_6H_5COOH + 7O_2 \rightarrow 7CO_2 + 3H_2O$
② $2C_6H_5COOH + 15O_2 \rightarrow 14CO_2 + 6H_2O$
③ $C_6H_4(OH)COOH + 7O_2 \rightarrow 7CO_2 + 3H_2O$
④ $2C_6H_4(OH)COOH + 15O_2 \rightarrow 14CO_2 + 6H_2O$
⑤ $C_6H_4(COOH)_2 + 7O_2 \rightarrow 8CO_2 + 3H_2O$
⑥ $2C_6H_4(COOH)_2 + 15O_2 \rightarrow 16CO_2 + 6H_2O$

問 10　　標準状態において，完全燃焼によって二酸化炭素 78.4 L を過不足なく生成させるには，安息香酸は何 g 必要か。最も近い値はどれか。

① 30.5　　② 34.5　　③ 40.7　　④ 51.8
⑤ 61.0　　⑥ 69.0　　⑦ 77.3　　⑧ 122

問11   質量パーセント濃度 (%) を表している式はどれか。

① $\dfrac{溶質の質量 [g]}{溶質の質量 [g]＋溶媒の質量 [g]} \times 100$ ② $\dfrac{溶質の質量 [g]＋溶媒の質量 [g]}{溶媒の質量 [g]} \times 100$

③ $\dfrac{溶液の質量 [g]}{溶質の質量 [g]} \times 100$ ④ $\dfrac{溶質の質量 [g]}{溶媒の質量 [g]} \times 100$ ⑤ $\dfrac{溶媒の質量 [g]}{溶液の質量 [g]} \times 100$

⑥ $\dfrac{溶質の質量 [g]}{溶液の体積 [L]} \times 100$ ⑦ $\dfrac{溶質の質量 [g]}{溶媒の体積 [L]} \times 100$ ⑧ $\dfrac{溶媒の質量 [g]}{溶液の体積 [L]} \times 100$

問12   質量パーセント濃度 98.0 ％の濃硫酸 (密度：1.85 g / cm³) のモル濃度は何 mol / L か。
　　　　最も近い値はどれか。

① 4.90   ② 9.25   ③ 9.80   ④ 12.3
⑤ 18.5   ⑥ 19.6   ⑦ 29.4   ⑧ 37.0

問13   つぎの記述のうち，正しいものの組合せはどれか。

a pH が 1 大きくなれば，$[H^+]$ は 10 倍になる。
b 中和する酸・塩基の物質量は，酸や塩基の強弱 (電離度の大小) には無関係である。
c pH と $[H^+]$ の関係は，$pH = \log_{10}[H^+]$，または $[H^+] = 10^{pH}$ である。
d pH 5 の塩酸を水で 1000 倍に希釈すると pH は 8 になる。
e 一般に弱酸の電離度は，温度が一定ならば，酸の濃度が大きくなるほど小さくなる。

①   (a, b)   ②   (a, c)   ③   (a, d)   ④   (a, e)   ⑤   (b, c)
⑥   (b, d)   ⑦   (b, e)   ⑧   (c, d)   ⑨   (c, e)   ⑩   (d, e)

問14   27 ℃，4.98×10^5 Pa で 2.50 L を占める塩化水素を，すべて水に溶かして 1.00 L とし
　　　　た塩酸の pH はいくらか。最も近い値はどれか。ただし，塩化水素は理想気体とみなす。
　　　　また，水に溶かした塩化水素は完全に電離するものとする。

① 0.300   ② 0.600   ③ 0.780   ④ 1.00
⑤ 1.20   ⑥ 1.56   ⑦ 1.80   ⑧ 2.40

【Ⅲ】　　つぎの文章を読んで，以下の問いに答えよ。

　水酸化ナトリウム NaOH は，工業的には陽極に黒鉛 C，陰極に鉄 Fe を用い，両極間をイオン交換膜で仕切った状態で，塩化ナトリウム水溶液を電気分解することによって製造される。この電気分解により陽極側では　ア　の反応が起こり気体　イ　が発生する。一方，陰極側では　ウ　の反応が起こり，　エ　濃度が大きくなる。その電荷を打ち消すために陽極側より　オ　が移動してくる。したがって，この付近の水溶液を濃縮すると純度の高い水酸化ナトリウムが得られる。なお，この電気分解では，十分な濃度の塩化ナトリウム水溶液および水が供給されているものとし，流した電気量はすべて電気分解で消費されるものとする。また，発生する気体として水蒸気は除くものとする。

問 15　　上述した塩化ナトリウム水溶液の電気分解について，正しいものの組合せはどれか。

　　a　使用されているイオン交換膜は，陰イオン交換膜である。
　　b　塩化ナトリウム水溶液は陰極側に入れて電気分解する。
　　c　ナトリウムイオン Na^+ のように，イオン化傾向の大きい金属の陽イオンは還元されやすい。
　　d　陰極側からも気体が発生する。
　　e　電子が流れ出す陽極では，最も酸化されやすい物質が電子を失う酸化反応が起こる。

　　①　(a, b)　　②　(a, c)　　③　(a, d)　　④　(a, e)　　⑤　(b, c)
　　⑥　(b, d)　　⑦　(b, e)　　⑧　(c, d)　　⑨　(c, e)　　⑩　(d, e)

問 16　　ア　にあてはまる適切な電子 e^- を含むイオン反応式はどれか。
問 17　　ウ　にあてはまる適切な電子 e^- を含むイオン反応式はどれか。

【問 16, 17 の解答群】

　　①　$2H_2O + 2e^- \rightarrow H_2 + 2OH^-$　　　　　②　$Na^+ + e^- \rightarrow Na$
　　③　$2H^+ + 2e^- \rightarrow H_2$　　　　　　　　　　④　$2H_2O \rightarrow O_2 + 4H^+ + 4e^-$
　　⑤　$2Cl^- \rightarrow Cl_2 + 2e^-$　　　　　　　　　⑥　$4OH^- \rightarrow 2H_2O + O_2 + 4e^-$

問 18　気体 イ を実験室で発生させる方法はどれか。

① 塩化アンモニウムと水酸化カルシウムの混合物を加熱する。
② 炭酸カルシウムに希塩酸を加える。
③ 塩化ナトリウムに濃硫酸を加え，加熱する。
④ さらし粉に希塩酸を加える。
⑤ 亜鉛に硫酸を加える。
⑥ 過酸化水素水に酸化マンガン (IV) を加える。

問 19　エ と オ にあてはまる語句の正しい組合せはどれか。

	エ	オ
①	水素イオン	水酸化物イオン
②	水素イオン	塩化物イオン
③	水酸化物イオン	水素イオン
④	塩化物イオン	水素イオン
⑤	ナトリウムイオン	水酸化物イオン
⑥	ナトリウムイオン	塩化物イオン
⑦	水酸化物イオン	ナトリウムイオン
⑧	塩化物イオン	ナトリウムイオン

問 20, 21　上述した方法により，5.00 A の一定電流を 38 分 36 秒間通電して塩化ナトリウム水溶液を電気分解した。ただし，発生した気体は水に溶けないものとする。

問 20　陽極側で発生する気体 イ は標準状態で何 L か。最も近い値はどれか。

① 0.336　② 0.672　③ 1.34　④ 1.85　⑤ 2.02
⑥ 2.69　⑦ 5.60　⑧ 6.72　⑨ 13.4　⑩ 18.5

問 21　この電気分解で理論的に得られる水酸化ナトリウムをすべて水に溶かして 100 mL とした。この水酸化ナトリウム水溶液を中和するのに必要な 1.00 mol / L の塩酸は何 mL か。最も近い値はどれか。

① 12.0　② 24.0　③ 36.0　④ 48.0　⑤ 60.0
⑥ 86.0　⑦ 120　⑧ 144　⑨ 180　⑩ 240

【Ⅳ】　　つぎの文章を読んで，以下の問いに答えよ。

　私たちの身の周りにある日用品や医薬品，食物の多くは炭素原子 C を骨格とした有機化合物からできている。この有機化合物は種類が多く，その分子構造も極めて多様である。有機化合物の性質や反応性を知るためには，その構造式を決定する必要がある。一般に，有機化合物の構造式は，まず分離，精製した純粋な試料を用いて，下の表のような分析方法でその成分元素の種類を調べることから始まる。

元素	操作	生成物	生成物の確認方法
炭素 (C)	完全燃焼する。	CO_2	石灰水に通じると ア する。
水素 (H)	完全燃焼する。	H_2O	塩化コバルト紙が イ する。
窒素 (N)	ウ を加えて加熱する。	NH_3	湿らせた赤色リトマス紙を近づけると青変する。
硫黄 (S)	単体のナトリウムを加えて加熱，融解する。	Na_2S	水に溶解し，酢酸で酸性にした後，酢酸鉛（Ⅱ）水溶液を加えると エ 色沈殿を生じる。

　成分元素が確認されたら，化合物を構成する元素の割合（組成式）を求める元素分析を行う。炭素 C，水素 H，酸素 O からなる有機化合物の組成式を決めるには，まず，純粋な試料の質量を正確に量り，乾燥酸素中で完全燃焼させる。このとき試料中の C は CO_2 に，H は H_2O になる。生成したこれらの気体を CO_2 吸収管および H_2O 吸収管に通し，各吸収管の質量の増加量を正確に測定する。なお，H_2O 吸収管には オ を用い，CO_2 吸収管の カ に配置する。組成式の決定後，分子量を測定して分子式を求める。続いて試料の物理的および化学的性質に基づいて構造式を決定する。たとえば，有機化合物の性質や反応性に関わる官能基や原子団の種類を実験で確かめる。

　炭素，水素および酸素からなる純粋な有機化合物 A 14.8 mg を上記の方法により完全燃焼させたところ，CO_2 が 35.2 mg，H_2O が 18.0 mg 生成した。その後，この有機化合物 A の分子量は 74 であること，また，有機化合物 A は不斉炭素原子をもち，一対の光学異性体の一方であることが別の実験により確認できた。

問 22　　ア，イ，ウ，エ にあてはまる正しい組合せはどれか。

	ア	イ	ウ	エ		ア	イ	ウ	エ
①	黒変	青変	HCl	黒	⑥	白濁	青変	NaOH	黒
②	黒変	青変	NaOH	黄	⑦	白濁	青変	HCl	黄
③	黒変	赤変	HCl	黒	⑧	白濁	赤変	NaOH	黒
④	黒変	赤変	NaOH	黄	⑨	白濁	赤変	NaOH	黄
⑤	黒変	赤変	NaOH	黒	⑩	白濁	赤変	HCl	黒

問23　　オ　と　カ　に当てはまる正しい組合せはどれか。

	オ	カ			オ	カ
①	塩化カルシウム	前	④		酸化銅（Ⅱ）	後
②	塩化カルシウム	後	⑤		ソーダ石灰	前
③	酸化銅（Ⅱ）	前	⑥		ソーダ石灰	後

問24　　有機化合物 A の構造異性体が持ちうる官能基の正しい組合せはどれか。

a　カルボキシ基　　　b　ヒドロキシ基　　　c　エーテル結合
d　アルデヒド基　　　e　カルボニル基

① (a, b)　② (a, c)　③ (a, d)　④ (a, e)　⑤ (b, c)
⑥ (b, d)　⑦ (b, e)　⑧ (c, d)　⑨ (c, e)　⑩ (d, e)

問25　　有機化合物 A の異性体は，A を含め何種類あるか。

① 3　② 4　③ 5　④ 6　⑤ 7　⑥ 8　⑦ 9　⑧ 10　⑨ 12　⑩ 14

問26～28　　有機化合物に関する以下の問いに答えよ。

問26　　エタノールに関するつぎの記述のうち，正しいものの組合せはどれか。

a　エタノールを濃硫酸とともに約130℃で加熱したときに生成する有機化合物は，エタノールと比べて沸点が高い。
b　エタノールを濃硫酸とともに約170℃で加熱したときに生成する有機化合物は，水上置換で捕集する。
c　エタノールを酸化して得られた酸性の有機化合物は，炭酸水素塩との反応で二酸化炭素を発生する。
d　エタノールはヨードホルム反応で，白色沈殿を生成する。
e　エタノールは，エチレンの酸化により得られる。

① (a, b)　② (a, c)　③ (a, d)　④ (a, e)　⑤ (b, c)
⑥ (b, d)　⑦ (b, e)　⑧ (c, d)　⑨ (c, e)　⑩ (d, e)

問27　フェノールとエタノールはどちらもヒドロキシ基を持つ有機化合物である。両者に共通の性質として正しい組合せはどれか。

a　ヒドロキシ基は親水基なので，ジエチルエーテルに溶けにくいが，水にはよく溶ける。
b　単体のナトリウムと反応して水素 H_2 を発生する。
c　無水酢酸と反応して，エステルを生成する。
d　塩化鉄（Ⅲ）水溶液を加えると，紫色を呈する。
e　水酸化ナトリウム水溶液との中和反応により塩を生成する。

① 　(a, b)　② 　(a, c)　③ 　(a, d)　④ 　(a, e)　⑤ 　(b, c)
⑥ 　(b, d)　⑦ 　(b, e)　⑧ 　(c, d)　⑨ 　(c, e)　⑩ 　(d, e)

問28　サリチル酸とその関連化合物に関するつぎの記述のうち，正しいものの組合せはどれか。

a　サリチル酸を十分な量の水酸化ナトリウム水溶液に溶かすと，サリチル酸二ナトリウムが生成する。
b　サリチル酸メチルを炭酸水素ナトリウム水溶液に加えると，二酸化炭素を発生して溶ける。
c　サリチル酸に無水酢酸を作用させて得られる芳香族化合物は，解熱鎮痛薬として用いられる。
d　サリチル酸にメタノールと少量の濃硫酸を作用させると，アセチル化が起こる。
e　サリチル酸は，安息香酸ナトリウムに高温，高圧のもとで二酸化炭素を反応させることで得られる。

① 　(a, b)　② 　(a, c)　③ 　(a, d)　④ 　(a, e)　⑤ 　(b, c)
⑥ 　(b, d)　⑦ 　(b, e)　⑧ 　(c, d)　⑨ 　(c, e)　⑩ 　(d, e)

英　語

解答　29年度

第1問

〔解答〕

問1　[1] ②
　　　[2] ②
　　　[3] ②
　　　[4] ①
　　　[5] ①

問2　[1] ②
　　　[2] ③

問3　③

問4　[1] ②
　　　[2] ④
　　　[3] ③
　　　[4] ②
　　　[5] ①
　　　[6] ③

〔出題者が求めたポイント〕

選択肢訳

問1　[1] インターネット中毒は、アメリカでは臨床的障害と考えられているのに対し、中国ではそのように考えられていない。

　　[2] 中国とアメリカのどちらの若者も、自分たちがコンピューターゲームを過度に使用していることを心配している。

　　[3] 専門家は、ビデオゲームをする事が不健康であるとは見なしていない。なぜなら、それは若者の正常な発育とは何の関係もないからである。

　　[4] 米国小児科医学会は、2歳までの子供は、他人と交流して時間を過ごすべきであると主張している。

　　[5] 一日に何時間も携帯電話やタブレット、そしてコンピューターを使用することは、身体的健康に悪い影響を与える。

問2　[1] hooked on 〜「〜に夢中である」

　　[2] focus on の目的語節を作り、is more important の主語になれるのは、関係代名詞の what

問3　only + 数量 = no more than + 数量「たった〜しか」。no less than + 数量 = as much(many) as + 数量「〜も」

問4　[1] turn には「（予想外の）展開、変化」などの意味がある

　　[2] remain to be Vp.p. で「まだ〜されていない」

　　[3] be plugged in「デジタルの世界にいる」。be turned out of 〜「〜から追い出される」

　　[4] fine「構わない、不都合はない」。off the screen「電子画面から離れる」

　　[5] adept at multitasking「マルチタスキング（複数の作業を同時にこなすこと）に熟達している」

　　[6] texting「携帯電話でメールを打つ事」。loom「（ほんやりと）現れる」。epidemic 伝染病、流行

〔全訳〕

　中国の若者がコンピューターゲームを過度にしている状況は、気がかりな展開になりつつあるように見える。またこれは、子どもたちが一日の多くの時間を電子機器の画面に集中して過ごしているアメリカの親にも特に関係があるかも知れない。ドキュメンタリーの『Web Junkie』は、ビデオゲームにはまってしまい、しばしば食事、睡眠、そして風呂のための休憩すら取らず、一度に何十時間もやり続ける十代の若者に与える、その悲劇的な影響を強調している。多くの若者が、現実世界を偽のものと見なすようになっているのだ。

　中国の医師たちは、この現象を臨床的障害であると考え、リハビリ施設を設立した。そこでは、苦しむ若者たちが何カ月も閉じ込められ、ときには荒療治があり、すべての情報から完璧に隔離されるが、その効果が証明されるのはこれからだ。

　インターネット中毒は、ここアメリカではいまだに臨床診断とは見なされていないが、アメリカの若者たちは、専門家が正常な発育にとって健全だと考える一日の時間をはるかに超えてインターネットを使用し、現実の世界から疎外されている。そして、それはしばしば早い時期から始まるのであるが、身の回りの世界を観察し、世話をしてくれる人と交流しなければならない時期にある、まだ話せないよちよち歩きの幼児が、遊ぶために親の携帯電話やタブレットを手渡される。

　2歳までは、子どもたちはいかなる電子メディアにもさらされるべきではない、と米国小児科学会は主張する。なぜなら「子供の脳は、この重要な時期に急速に発達するからであり、子供たちは、画面ではなく自分の周りにいる人々と交流することによって、もっともよく学ぶからである」。すこし年上の子供や十代の若者たちは、一日にほんの1、2時間しか娯楽メディアで費やすべきではなく、好ましいのは、より質の高い内容のもので費やすべきだということだ。そして、より多くの自由時間を、屋外で遊び、読書し、趣味をし、「自由な遊びで想像力を使うこと」を学会は薦めている。

　テクノロジーは、人との交流の貧弱な代用品だ。ハーバード大付属の臨床精神科医であり、ベストセラー本『The Big Disconnect：デジタル時代に子供と家族関係を守る』の著者である Catherine Steiner-Adair 博士は次のように語る。「子供たちは、電子画面がなくとも、生活に不都合はないことを知らなくていけません。他人に好奇心を持ち、話の聞き方を学ぶことは、面白いことであり良いことです。それは子どもたちに、人生で成功するために決定的に重要な、社会的、感情的知性を教えてくれるのです」。

　電子機器の使用時間が長い子供たちは、複数の作業を同時にこなす能力がつくかも知れない。しかし彼らはより重要なことに集中する能力を失うことがあり得る。その能力とは、後の人生における多くの仕事や他の活動に

必要な、深い思考や問題解決能力にとって決定的に重要な能力特性なのだ。

Pew Research Center の Amanda Lenhart の、2012 年の研究によれば、メッセージのやりとりが、次世代の全国的流行として迫っており、ティーンエイジャーの半数が 1 日に 50 以上のメールを送っている。13 歳から 17 歳は月平均 3,364 のメールを送っている。

身体的な問題もあり得る。子供たちは指と手首に痛めたり、目の血管狭窄になったり、携帯、タブレット、そしてコンピューターに向かって背を丸めることで、首と背中を痛めるかも知れない。

第2問
〔解答〕
問1　⑥
問2　④
問3　①
問4　⑤
問5　②

〔出題者が求めたポイント〕
設問訳
問1　A：私がすぐに返答をするには、あれは相当難しい質問だよ。
　　　B：時間をかけてやりなさい。急がなくていいよ。
問2　A：この列車はどこまで行きますか。
　　　B：仙台まで行きます。
問3　A：私は彼が言った通りにやって、失敗しました。
　　　B：他人を責めるべきではないよ。
問4　A：もっとわれわれの頭脳をしぼってみよう。
　　　B：ひとりで考えるより、二人で考えた方が良いし、そうすれば何か良い考えを思いつくかもしれないよ。
問5　A：最近なぜこんなに疲れを感じるのか分からないんだよ。
　　　B：医者に診てもらったら。

第3問
〔解答〕
問1　②
問2　②
問3　④
問4　③
問5　①
問6　③
問7　①
問8　①
問9　③
問10　④

〔出題者が求めたポイント〕
問1　remember to V は、これからやることを覚えている。remember Ving は、過去やったことを覚えている。ここでは、過去を表す yesterday がある

ので②が正解
問2　to V を否定するには否定語(not、never)を to の直前に置く
問3　used to ～「よく～したものだ」。be used to Ving「～するのに慣れている」
問4　what you eat「食べるもの」
問5　③は、so high as to keep なら正解。④は、so high that it cannot keep なら正解
問6　the only person injured で「ケガした唯一の人」。being injured は、「ケガしつつある」となり不適
問7　show up「現れる」。as usual「いつもの通り」
問8　in case ～「～の場合に備えて」
問9　It being very cloudy「とても曇っていたが」。天気天候を表す It を主語にした分詞構文。①、②は、分詞構文の主語が We になるので不可。④は、文と文の間に接続詞の but があれば可
問10　without so much as Ving「～さえしないで」

第4問
〔解答〕
問1　③－①
問2　①－⑧
問3　②－③
問4　⑦－①
問5　②－⑧

〔出題者が求めたポイント〕
正解の英文
問1　My husband does everything in the house but the laundry.
問2　This therapy must be of great value to gastric diseases.
問3　You can go anywhere you like as long as you return by the time we leave.
問4　We want these photographs to be seen by as many people as possible.
問5　Mary was wondering if she could make her friends believe what she had accomplished.

化　学

解答　29年度

I
〔解答〕

問1　②　　問2　④　　問3　①　　問4　⑤
問5　⑩　　問6　③　　問7　⑦

〔出題者が求めたポイント〕

原子の構造，同位体，電子殻，イオン化エネルギー，電子親和力，半減期

〔解答のプロセス〕

問1

陽子は正の電荷をもち，中性子は電荷をもたない。また，電子は負の電荷をもつ。

電子の質量は，陽子や中性子に比べて非常に小さい（約1/1840）。

問2

原子では，（原子番号）＝（陽子の数）＝（電子の数）の関係が成立する。

質量数とは陽子の数と中性子の数の和である。

（質量数）＝（陽子の数）＋（中性子の数）

問3

同位体の定義：原子番号（陽子の数）が等しいが中性子の数すなわち質量数が異なる原子どうしを，互いに同位体（アイソトープ）という。

問4

Cr^{3+} は三価の陽イオンなので電子を3個失っているので，Cr の電子の数は 21＋3＝24 個存在する。また，（質量数）＝（陽子の数（＝電子の数））＋（中性子の数）の関係から，中性子の数は 52－24＝28 個である。

問5

a（誤）電子は原子核に引きつけられているので，原子核から近いほどエネルギーの低い安定な状態になる。

b（誤）Mg^{2+} は，ネオンと同じ電子配置をもつ。

c（誤）希ガスの最外殻電子の数は，ヘリウムが2，他が8である。しかし，希ガスの価電子は0である。

d（正）電子殻に入ることのできる電子の最大数は，内側から n 番目の電子殻は $2n^2$ 個である。

問6

一般に，イオン化エネルギーの小さい原子ほど陽イオンになりやすいので，希ガスが高く，アルカリ金属が低い。よって，第3周期の第1イオン化エネルギーの値からaは塩素，cはナトリウム，dはアルゴンとわかる。一方，電子親和力は原子が電子1個を受けとって1価の陰イオンになるときに放出されるエネルギーであり，一般に，電子親和力の大きい原子ほど陰イオンになりやすい。また，希ガスは安定な閉殻構造をとっているので，希ガスの電子親和力はほぼ0である。

問7

^{14}C の 12.5％は，初めの濃度（初濃度）の1/8になって

いる。これは，半減期（約5700年）を3回繰り返したことを意味するので，5730×3＝17100（年）

II
〔解答〕

問8　⑥　　問9　②　　問10　⑤　　問11　①
問12　⑤　　問13　⑦　　問14　①

〔出題者が求めたポイント〕

モル計算，質量パーセント濃度（％），モル濃度と pH

〔解答のプロセス〕

問8

CO_2 1 mol あたり O 原子 2 mol が含まれるので，

$$\frac{66.0}{44} \times 2 \times 6.02 \times 10^{23} = 1.806 \times 10^{24}$$
$$\fallingdotseq 1.81 \times 10^{24}（個）$$

問9, 10

安息香酸 C_6H_5COOH の燃焼反応は次のようになる。

$$2C_6H_5COOH + 15O_2 \longrightarrow 14CO_2 + 6H_2O$$

反応式の係数から，物質量の比 $C_6H_5COOH : CO_2 = 2 : 14$ で反応するので，求める安息香酸 C_6H_5COOH （122）の質量は，

$$\frac{78.4}{22.4} \times \frac{2}{14} \times 122 = 61（g）$$

問11

質量パーセント濃度（％）の定義は，

$$\frac{溶質の質量（g）}{溶液の質量（g）} \times 100$$
$$= \frac{溶質の質量（g）}{溶質の質量（g）＋溶媒の質量（g）} \times 100（％）$$

問12

濃硫酸 1 L について計算すると，

1 L＝1000 mL より，その質量は，

$$1000 \times 1.85 = 1850（g）$$

質量1850（g）の98％が硫酸 H_2SO_4 の質量で，H_2SO_4（＝98）物質量は，

$$1850 \times \frac{98}{100} \times \frac{1}{98} = 18.5（mol）$$

濃硫酸 1 L について計算したので，モル濃度は，

18.5（mol/L）

問13

a（誤）

	酸性	中性	塩基性
pH	0～6	7	8～14
$[H^+]$	$10^0(=1)$～10^{-6}	10^{-7}	10^{-8}～10^{-14}
$[OH^-]$	10^{-14}～10^{-8}	10^{-7}	10^{-6}～$10^0(=1)$

上の表からもわかるように，pH が1大きくなれば，$[H^+]$ は 1/10 倍になる。

b（正）弱酸，弱塩基あっても過不足なく中和したとき

は完全に電離している。よって中和する酸，塩基の物質量は，酸，塩基の強弱（電離度の大小）には無関係である。

c（誤）pH の定義式：$pH = -\log_{10}[H^+]$ または，$[H^+] = 10^{-pH}$

d（誤）塩酸をいくら水で薄めても，塩基性にならないで，中性（pH7）に限りなく近づく。よって，pH5 の塩酸を水で1000倍に希釈しても pH は 8 にならない。

e（正）酸・塩基の電離度は，物質の種類や溶液の温度，濃度によって変わる。弱酸，弱塩基は，温度が一定ならば，濃くなるほど電離度は小さくなる。

問14

塩化水素の物質量を n(mol) とおくと，気体の状態方程式（$PV = nRT$）より

$$4.98 \times 10^5 \times 2.50 = n \times 8.30 \times 10^3 \times 300$$

$$n = 0.500(mol)$$

HCl は強酸なので，完全に電離するから，

$$[H^+] = 0.500 = 5.000 \times 10^{-1}(mol/L)$$

$$pH = -\log_{10}[H^+] = -\log_{10}(5.0 \times 10^{-1})$$

$$= 1 - \log_{10}5 = 1 - 0.700 = 0.300$$

Ⅲ

〔解答〕

問15 ⑩   問16 ⑤   問17 ①   問18 ④
問19 ⑦   問20 ③   問21 ⑦

〔出題者が求めたポイント〕

陽イオン交換膜法

〔解答のプロセス〕

問15, 16, 17, 19

塩化ナトリウム水溶液の電気分解は，

陽極：$2Cl^- \longrightarrow 2e^- + Cl_2$

陰極：$2H_2O + 2e^- \longrightarrow H_2 + 2OH^-$

問18

① $2NH_4Cl + Ca(OH)_2 \longrightarrow 2NH_3 + 2H_2O + CaCl_2$

② $CaCO_3 + 2HCl \longrightarrow CaCl_2 + H_2O + CO_2$

③ $NaCl + H_2SO_4 \longrightarrow NaHSO_4 + HCl$

④ $CaCl(ClO) \cdot H_2O + 2HCl \longrightarrow CaCl_2 + 2H_2O + Cl_2$

⑤ $Zn + H_2SO_4 \longrightarrow ZnSO_4 + H_2$

⑥ $2H_2O_2 \longrightarrow 2H_2O + O_2$ （触媒：MnO_2）

よって，気体塩素を発生させる方法は④である。

問20

陽極：$2Cl^- \longrightarrow 2e^- + Cl_2$ より，

電気量（C）＝電流（A）×時間（秒）より流れた電気量は，

$$5.00 \times (38 \times 60 + 36) = 11580 \, C$$

流れた電子 e^- の物質量は，$\dfrac{11580}{9.65 \times 10^4} = 0.12$(mol)

陽極側で発生した塩素 Cl_2 の物質量は，陽極の式から 2 mol の電子が流れると 1 mol（= 22.4 L）の塩素 Cl_2 が発生するので，$0.12 \times \dfrac{1}{2} \times 22.4 = 1.344 \fallingdotseq 1.34$(L)

問21

陽極と陰極の反応式を 1 つにまとめ，両辺に $2Na^+$ を加えると，

$$2NaCl + 2H_2O \xrightarrow{2e^-} 2NaOH + H_2 + Cl_2,$$

2 mol の電子が流れると 2 mol の NaOH が生成するので，電気分解で得られた水酸化ナトリウムの物質量は，

$$0.12 \times \frac{2}{2} = 0.12(mol)$$ である。ちょうど中和するのに

必要な 1.00 mol/L の塩酸を x(mL) とすると，（酸から生じる H^+ の物質量）＝（塩基が生じる OH^- の物質量）より，

$$0.12 = 1.00 \times \frac{x}{1000} \quad x = 120(mL)$$

Ⅳ

〔解答〕

問22 ⑧   問23 ①   問24 ⑤   問25 ⑥
問26 ⑤   問27 ⑤   問28 ②

〔出題者が求めたポイント〕

成分元素の検出，元素分析，$C_4H_{10}O$ の異性体，エタノール，サリチル酸

〔解答のプロセス〕

問22

ア CO_2 の確認：試験管から出る気体を石灰水に通すと白濁する。

イ H_2O の確認：塩化コバルト $CoCl_2$（Ⅱ）の無水物は青色であるが，水を吸収すると淡赤色の塩化コバルト（Ⅱ）六水和物 $CoCl_2 \cdot 6H_2O$ になる。

ウ 試料に水酸化ナトリウム NaOH を加えて加熱すると，成分元素の窒素（N）は NH_3 になる。

エ S^{2-} の確認：酢酸鉛（Ⅱ）$(CH_3COO)_2Pb$ を加えると，硫化鉛（Ⅱ）PbS の黒色沈殿を生じる。

問23

下の図のように，ソーダ石灰は水を吸収するため，塩化カルシウムの後につなぐ。

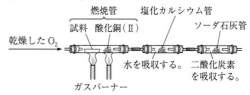

問24

$$C：35.2 \times \frac{12}{44} = 9.6 \, mg$$

$$H：18.0 \times \frac{2}{18} = 2.0 \, mg$$

$$O：14.8 - (9.6 + 2.0) = 3.2 \, mg$$

$$C：H：O = \frac{9.6}{12}：2.0：\frac{3.2}{16} = 4：10：1$$

よって，組成式は $C_4H_{10}O$（式量 74）

$(C_4H_{10}O)_n = 74$ より，$n = 1$

よって，組成式は $C_4H_{10}O$

問 25

C$_4$H$_{10}$O の構造異性体は合計 7 種類でアルコールが 4 種類，エーテルが 3 種類ある。

（ⅰ）　アルコール

① C-C-C-C-OH　　② C-C-C*-C
　　　　　　　　　　　　　　　|
　　　　　　　　　　　　　　OH

③ C-C-C-OH
　　　　　|
　　　　　C

④ 　　　OH
　　　　　|
　　C-C-C
　　　　　|
　　　　　C

（ⅱ）　エーテル

④ C-C-C-O-C　　⑤ C-C-O-C-C　　⑥ C-C-O-C
　　　　　　　　　　　　　　　　　　　　　　|
　　　　　　　　　　　　　　　　　　　　　　C

②は不斉炭素原子 C* があるので光学異性体をもつ。よって，C$_4$H$_{10}$O の異性体は合計 8 種類ある。

問 26

a(誤)エタノールと濃硫酸とともに約 130℃で加熱すると，ジエチルエーテルが生成する。
　　　ジエチルエーテル(bp＝約 34.5℃)はエタノール(bp＝約 78℃)より沸点が低い。

b(正)エタノールを濃硫酸とともに約 170℃で加熱すると，エチレン(エテン)が生成する。炭化水素の気体は水に溶けにくいので，水上置換で捕集する。

c(正)エタノールを酸化すると酢酸が得られる。酢酸(カルボン酸)は炭酸よりも強い酸なので NaHCO$_3$ 水溶液と反応して二酸化炭素を生じる。
$$CH_3COOH + NaHCO_3$$
$$\longrightarrow CH_3COONa + H_2O + CO_2$$

d(誤)エタノールはヨードホルム反応を示し，特有のにおいをもったヨードホルム CHI$_3$ の黄色結晶が生成する。

e(誤)エチレンを酸化するとアセトアルデヒドが得られる。(アセトアルデヒドの工業的製法)
$$2CH_2=CH_2 + O_2 \xrightarrow{PdCl_2,\ CuCl_2} 2CH_3CHO$$
(触媒：塩化パラジウム PdCl$_2$ および塩化銅(Ⅱ)CuCl$_2$)

問 27

a(誤)フェノール，エタノールは両者ともにジエチルエーテルにも水にも溶ける。

b(誤)フェノールの呈色反応である。

e(誤)エタノール(中性)とは異なるフェノールは酸性を示すので，水酸化ナトリウムと中和反応する。

問 28

a(正)サリチル酸と水酸化ナトリウム水溶液との反応では中和反応をして，まず初めにサリチル酸ナトリウムが生成し，その後さらに中和されてサリチル酸二ナトリウムが生成する。

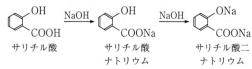

b(誤)サリチル酸メチルはカルボキシ基をもたないため，炭酸水素ナトリウム水溶液とは反応しない。

c(正)アスピリンの製法である。

d(誤)サリチル酸メチルの製法でアセチル化ではなくエステル化である。

e(誤)サリチル酸の製法は，安息香酸ナトリウムではなくナトリウムフェノキシドに高温・高圧で CO$_2$ を反応させた後，酸で処理すると得られる。

東北医科薬科大学　薬学部(推薦)入試問題と解答

令和4年5月24日　初版第1刷発行

編　集　　みすず学苑中央教育研究所

発行所　　株式会社ミスズ　　　　　　　　　　定価　本体3,000円＋税

　　　　　〒167−0053

　　　　　東京都杉並区西荻南2丁目17番8号

　　　　　　　　　　　ミスズビル1階

　　　　　電　話　03(5941)2924(代)

印刷所　　タカセ株式会社

●本シリーズ掲載の入試問題について、万一、掲載許可手続きに遺漏や不備があると思われるものがありましたら、当社までお知らせ下さい。

●乱丁・落丁等につきましてはお取り替えいたします。

●本書の内容についてのお問合せは、具体的な質問内容を明記のうえ、ハガキ・封書を当社宛にお送りいただくか、もしくは下記のアドレスまでお問合せ願います。

　〈 お問合せ用アドレス：https://www.examination.jp/contact/ 〉